AIDS in der Zahnarztpraxis

DENT-PRAXIS

Herausgegeben von
E. Körber und B. Klaiber

Georg Thieme Verlag Stuttgart · New York

AIDS in der Zahnarztpraxis

Markus Grassi, Jochen Abb
und Christoph Hämmerle

56 Abbildungen, 19 Tabellen

1991
Georg Thieme Verlag Stuttgart · New York

Die Deutsche Bibliothek – CIP-Einheitsaufnahme

Grassi, Markus:
AIDS in der Zahnarztpraxis : 19 Tabellen / Markus Grassi, Jochen Abb und Christoph Hämmerle. – Stuttgart ; New York : Thieme, 1991
(Dent-Praxis)
NE: Abb, Jochen:; Hämmerle, Ch.:

Wichtiger Hinweis:

Wie jede Wissenschaft ist die Medizin ständigen Entwicklungen unterworfen. Forschung und klinische Erfahrung erweitern unsere Erkenntnisse, insbesondere was Behandlung und medikamentöse Therapie anbelangt. Soweit in diesem Werk eine Dosierung oder eine Applikation erwähnt wird, darf der Leser zwar darauf vertrauen, daß Autoren, Herausgeber und Verlag große Sorgfalt darauf verwandt haben, daß diese Angabe dem Wissensstand bei Fertigstellung des Werkes entspricht.

Für Angaben über Dosierungsanweisungen und Applikationsformen kann vom Verlag jedoch keine Gewähr übernommen werden. Jeder Benutzer ist angehalten, durch sorgfältige Prüfung der Beipackzettel der verwendeten Präparate und gegebenenfalls nach Konsultation eines Spezialisten festzustellen, ob die dort gegebene Empfehlung für Dosierungen oder die Beachtung von Kontraindikationen gegenüber der Angabe in diesem Buch abweicht. Eine solche Prüfung ist besonders wichtig bei selten verwendeten Präparaten oder solchen, die neu auf den Markt gebracht worden sind. Jede Dosierung oder Applikation erfolgt auf eigene Gefahr des Benutzers. Autoren und Verlag appellieren an jeden Benutzer, ihm etwa auffallende Ungenauigkeiten dem Verlag mitzuteilen.

Rüdigerstraße 14, D-7000 Stuttgart 30

Printed in Germany

Satz: Druckhaus Götz KG, D-7140 Ludwigsburg
System Linotype 5 (202)
Druck: K. Grammlich, D-7401 Pliezhausen

ISBN 3-13-768601-6　　1 2 3 4 5 6

Anschriften

Professor Dr. J. Abb
Leiter des Mikrobiologischen Instituts
Krankenanstalten Landkreis Ludwigsburg
Posilipostraße 49
D-7140 Ludwigsburg

Dr. M. Grassi
Klinik für Kronen-Brücken-Prothetik
Synoptische Zahnmedizin
Freiburgstraße 7
CH-3010 Bern

Dr. Ch. Hämmerle
Klinik für Kronen-Brücken-Prothetik
Synoptische Zahnmedizin
Freiburgstraße 7
CH-3010 Bern

Professor Dr. B. Klaiber
Direktor der Poliklinik
für Zahnerhaltung und Parodontologie
Universitätsklinik und Polikliniken für Zahn-, Mund- und Kieferkrankheiten
Pleicherwall 2
D-8700 Würzburg

Professor Dr. med. dent. E. Körber
Lehrstuhlinhaber für zahnärztl. Prothetik
Klinik und Poliklinik für Zahn-, Mund- und Kieferkrankheiten der Universität
Osianderstraße 2–8
D-7400 Tübingen

Vorwort

Mit der zunehmenden Zahl von HIV-Infektionen werden auch Zahnärzte außerhalb von Zentren und Kliniken diese Patienten zu betreuen haben. Systemische Erkrankungen können sich auch in der Mundhöhle niederschlagen. Ein Beispiel dafür sind die opportunistischen Infektionen und/oder die Malignome nach erfolgter HIV-Infektion. Da häufig der Zahnarzt Patienten regelmäßiger sieht als der Hausarzt, dabei sicherlich die Mundhöhle jedesmal inspiziert, kann er bei der Früherkennung oraler Manifestationen eine wichtige Rolle spielen. In zahnmedizinischen Kreisen wurde und wird das AIDS-Problem dramatisiert. Ein Grund hierfür kann eine gewisse Unsicherheit und mangelnde Erfahrung im Umgang mit HIV-Patienten sein. Die zu theoretische Ausbildung in Hygiene und Mikrobiologie erlaubt ein Umsetzen in die tägliche Praxis oft nicht ohne weiteres, spezielle Literatur ist rar. So ist es nicht verwunderlich, daß mancher Kollege sich nicht für kompetent hält, HIV-positive Patienten zu behandeln, und sie überweist oder das Problem vertagt. Der Patient aber, psychisch ohnehin in einer schwierigen Situation, kommt sich als Weggestoßener vor.

Das vorliegende Buch versucht, dem klinisch tätigen Kollegen die Problematik der HIV-seropositiven Patienten darzustellen. Mit dem notwendigen Bildmaterial illustriert, werden diese Manifestationen mit ihrer Ätiologie, Pathogenese, Klinik und Therapie besprochen.

Die AIDS-Epidemie konfrontiert uns mit alten und neuen medizinischen Problemen, und an die Hygienekette in der Praxis werden neue Ansprüche gestellt. Die notwendigen mikrobiologischen Grundlagen sollen dem Zahnarzt hier vermittelt werden.

Mehrere Hygienekonzepte zum Schutz der Patienten und des Behandlungsteams wurden von verschiedenen Seiten vorgestellt; es ist nicht der Zweck dieses Buches ein weiteres hinzuzufügen. Uns scheint es wichtig, die Grundlagen zu erläutern, so daß jeder Kollege das Optimum für seine Praxis herausfinden kann.

Unser Dank gilt zuerst Herrn Prof. Dr. J. R. Winkler, San Francisco, für seine kompetente Führung und Unterstützung in Klinik und Forschung auf diesem Gebiet, des weiteren unseren akademischen Lehrern, Herrn Prof. Dr. N. P. Lang, Bern, und Herrn Prof. Dr. J. S. Greenspan, San Francisco. Zu Dank verpflichtet sind wir auch Herrn Prof. Dr. C. Kunz, Institut für Virologie der Universität Wien, und Herrn Prof. Dr. G. Siegl, Institut für Hygiene und medizinische Mikrobiologie der Universität Bern, für die Angaben zur Epidemiologie von AIDS und HIV-Infektionen in Österreich und der Schweiz.

Bern und Ludwigsburg, im Sommer 1991

M. Grassi
J. Abb
Ch. Hämmerle

Inhaltsverzeichnis

1 Geschichte

(Tab. 1.1)

Tabelle 1.1 Geschichte von AIDS

1981	Erstbeschreibung des Krankheitsbildes durch M. Gottlieb (Los Angeles) und H. Masur (New York)
1983	Entdeckung des Human immunodeficiency virus Typ 1 als Ursache der Krankheit durch L. Montagnier (Paris)
1984	Etablierung eines Zellkultursystems zur Vermehrung von HIV 1 durch R. Gallo (Bethesda)
1985	Einführung von Testverfahren zum labordiagnostischen Nachweis der HIV-1-Infektion

Um die Jahreswende 1980/1981 wurde bei fünf jungen Männern in verschiedenen Krankenhäusern in Los Angeles eine Lungenentzündung durch den Erreger Pneumocystis carinii diagnostiziert. Zwei dieser Patienten verstarben trotz adäquater Therapie innerhalb weniger Wochen. Das Auftreten von Pneumocystispneumonien bei früher gesunden, 30–35 Jahre alten Männern war äußerst ungewöhnlich. Lebensbedrohliche Infektionen mit Pneumocystis carinii waren bisher nahezu ausschließlich bei Patienten unter immunsuppressiver Therapie (Tumorerkrankung, Organtransplantation) beobachtet worden.

Kurz darauf erschienen Berichte über weitere Erkrankungen an Pneumocystispneumonie bei jungen Männern aus anderen Großstädten Kaliforniens und aus New York. Zusätzlich wurde eine vorher äußerst selten auftretende maligne Erkrankung – das Kaposi-Sarkom – gehäuft bei jüngeren männlichen Erwachsenen beobachtet. Das Kaposi-Sarkom ist durch bläulichviolette, knotige Veränderungen der Haut oder Schleimhaut charakterisiert und wurde bisher außerhalb eines Endemiegebiets in Äquatorialafrika ebenfalls praktisch nur bei massiv immunsupprimierten Patienten gefunden.

Es ist das Verdienst der Centers for Disease Control (CDC) in Atlanta, den beschriebenen klinischen Beobachtungen mit großer Aufmerksamkeit gefolgt zu sein. An dieser nationalen Gesundheitsbehörde der USA wurde eine Arbeitsgruppe eingerichtet und mit einer systematischen Erfassung der Untersuchungsdaten begonnen. Nach den vorliegenden Erkenntnissen waren bei jungen Männern gehäuft Infektionen mit opportunistischen Erregern (Pneumocystis carinii, Candida albicans) und seltene Tumorerkrankungen (Kaposi-Sarkom) aufgetreten, die als Hinweis auf eine schwerwiegende Beeinträchtigung der immunologischen Abwehrfunktion gedeutet werden konnten. Auffällig war weiter, daß diese Immundefizienz zunächst ausschließlich bei homosexuellen Männern beobachtet wurde. Das Krankheitsbild wurde als „erworbenes Immundefektsyndrom“ (acquired immunodeficiency syndrome, AIDS) bezeichnet.

Weiteren Aufschluß über die Verbreitung der Krankheit erbrachten epidemiologische Erhebungen bei 19 an AIDS erkrankten homosexuellen Männern in zwei kalifornischen Regierungsbezirken. Mindestens neun dieser Patienten hatten mit an Kaposi-Sarkom oder Pneumocystispneumonie erkrankten Männern homosexuelle Beziehungen unterhalten. Das Beziehungsnetzwerk umfaßte darüber hinaus 15 weitere AIDS-Patienten aus acht verschiedenen nordamerikanischen Städten. Diese Beobachtungen wurden als Hinweis auf die mögliche Beteiligung eines sexuell übertragbaren Erregers an der Entstehung von AIDS gewertet.

Gestützt wurde diese Hypothese durch Meldungen über das Auftreten von unerklärlichen opportunistischen Infektionen und Erkrankungen an Kaposi-Sarkom bei Männern und Frauen mit intravenösem Drogenmißbrauch.

Nicht nur durch Sexualkontakte, sondern auch durch die gemeinsame Benutzung von mit Blut verunreinigten Injektionsnadeln konnte der postulierte AIDS-Erreger offenbar übertragen werden. Weiteren Anhalt für die Übertragung von AIDS durch infektiöses Blut oder Blutbestandteile erbrachten Beobachtungen an Patienten mit klassischer Hämophilie und an Empfängern von Bluttransfusionen. Schon 1982 wurden bei mehreren Patienten, denen Gerinnungsfaktoren verabreicht worden waren, Symptome beschrieben, die große Ähnlichkeit mit den Krankheitsmerkmalen homosexueller AIDS-Patienten aufwiesen. Kurz darauf wurde über AIDS bei einem 20 Monate alten Kind berichtet, das unmittelbar nach der Geburt Austauschtransfusionen zur Therapie einer Erythroblastose erhalten hatte. Einer der insgesamt 19 Spender, deren Blutprodukte dem Kind während des 1. Lebensmonats verabreicht wurden, erkrankte 9 Monate nach der Blutspende an einer Pneumocystispneumonie. AIDS-ähnliche Erkrankungen bei Kindern wurden nicht nur nach Therapie mit Blutprodukten beobachtet. Über das Auftreten von immunologischer Abwehrschwäche und opportunistischen Infektionen bei Kindern unter 2 Jahren wurde in verschiedenen Regionen der USA berichtet. Gemeinsames Charakteristikum dieser Erkrankungen war, daß die Mütter dieser Kinder entweder schon an AIDS erkrankt waren oder einer AIDS-Risikogruppe (vorwiegend Drogenabhängigkeit) angehörten. Diese Berichte zeigten, daß der AIDS-Erreger auch vor oder während der Geburt auf das Kind übertragen werden kann.

Die beschriebenen epidemiologischen Hinweise legten schon frühzeitig die Vermutung nahe, daß AIDS durch einen infektiösen Erreger ausgelöst wird. Über die Natur des postulierten Erregers war eine Vielfalt von Einzelheiten bekannt: Das Agens war durch Geschlechtsverkehr oder Kontakt mit Blut übertragbar, es mußte für längere Zeitintervalle im Organismus Infizierter persistieren, und es verursachte eine schwerwiegende Schädigung des zellulären Immunsystems. Diese Eigenschaften sprachen für ein Virus als Ursache von AIDS. Die intensiven internationalen Bemühungen um die Aufklärung der Ätiologie waren 1983 schließlich erfolgreich. Einer französischen Arbeitsgruppe am Pasteur-Institut unter der Leitung von Luc Montagnier gelang die Isolierung eines Virus, das von den Wissenschaftlern als Lymphadenopathie-assoziiertes Virus (LAV) bezeichnet wurde. Das Virus wurde aus dem Lymphknoten eines Patienten mit generalisierter Lymphknotenschwellung – einer häufig beobachteten Prä-AIDS-Symptomatik – isoliert. Nach vorläufigen Untersuchungen wurde LAV als Retrovirus charakterisiert, abgeleitet von der mit dem Virus assoziierten Enzymaktivität der reversen Transcriptase. Die Befunde der französischen Arbeitsgruppe wurden kurz darauf von einem amerikanischen Forscherteam um Robert Gallo bestätigt. Die ätiologische Beziehung des als LAV oder Human T-lymphotropic virus Typ III (HTLV III) bezeichneten Virus zu AIDS war gesichert.

Damit war auch der Weg frei für die Entwicklung von labordiagnostischen Verfahren zum Nachweis einer LAV-/HTLV-III-Infektion. Besonderer Wert wurde auf die Herstellung von Testverfahren zum Nachweis von virusspezifischen Antikörpern gelegt. Schon im Frühjahr 1985 waren die ersten serologischen Testsysteme kommerziell verfügbar, die überwiegend nach dem Reaktionsprinzip des Enzymimmunoassays aufgebaut waren. Mit den Testmethoden zum Nachweis von Anti-LAV/HTLV III konnten seroepidemiologische Untersuchungen in verschiedenen AIDS-Risikogruppen in Angriff genommen werden. Darüber hinaus besaß die Verfügbarkeit von empfindlichen serologischen Testverfahren zum Nachweis der LAV-/HTLV-III-Infektion große Bedeutung für Untersuchungsprogramme im Blutspendewesen. Durch den Einsatz der Anti-LAV-/HTLV-III-Tests bei Blutspendern konnte das Risiko der Virusübertragung durch Blut oder Blutprodukte weitgehend vermieden werden.

Die serologische Labordiagnostik wurde in vielen Weltregionen genutzt, um klinische Verdachtsdiagnosen von AIDS zu klären. Neue, bisher nicht erfaßte Symptome, vor allem schwerwiegende Schäden des Zentralnervensystems, wurden als durch AIDS hervorgerufen erkannt. Das seit 1986 nach internationaler Übereinkunft als Human immunodeficiency virus Typ 1 (HIV 1) bezeichnete Virus wurde in vielen Ländern der Erde als Ursache einer Vielfalt unterschiedlicher AIDS-assoziierter Krankheiten nachgewiesen. Nach den vorliegenden Erkenntnissen zeigt die HIV-1-Infektion eine weltweite Verbreitung. Aus weit mehr als 100 Mitgliedstaaten der Weltgesundheitsorganisation wurden AIDS-Fälle gemeldet. Besonders stark betroffen von der Ausdehnung von AIDS sind die Vereinigten Staaten, die Karibik, Brasilien, der gesamte zentralafrikanische Raum und Westeuropa.

In den kaum mehr als 9 Jahren seit der Erstbeschreibung des Krankheitsbildes bei AIDS wurden bedeutende Erkenntnisfortschritte erreicht. Die Ätiologie der Erkrankung wurde aufgeklärt, das verursachende Virus wurde mittels molekularbiologischer Methoden eingehend charakterisiert, das Verständnis der Pathogenese von AIDS wurde gefördert, und empfindliche und spezifische Testverfahren zum Nachweis der HIV-Infektion wurden etabliert.

Dieser Fortschritt hat nicht verhindern können, daß die Bekämpfung von AIDS die gegenwärtig größte Herausforderung an die Leistungsfähigkeit des öffentlichen Gesundheitswesens darstellt. Vieles deutet darauf hin, daß dies zumindest für dieses Jahrzehnt so bleiben wird.

Zusammenfassung

In den wenigen Jahren seit der Erstbeschreibung des Krankheitsbildes von AIDS wurden durch intensive Forschungsarbeit bedeutende Fortschritte erreicht. Die Struktur des verursachenden Virus wurde aufgeklärt, die Übertragungswege der Infektion wurden dokumentiert, empfindliche Nachweisverfahren wurden eingeführt. Als Zukunftsaufgaben stellen sich vor allem die Etablierung von verbesserten Verfahren zu einer HIV-spezifischen Therapie und die Entwicklung von sicheren und wirksamen Impfstoffen.

2 Ätiologie

Der internationale Wettstreit um die Entdeckung des AIDS-Erregers wurde im Jahr 1983 entschieden. Einer von Luc Montagnier geleiteten Arbeitsgruppe gelang am Pasteur-Institut in Paris die Isolierung eines Virus aus dem Lymphknoten eines AIDS-Risikopatienten. Der Patient war ein 33 Jahre alter Mann, der in den Vorjahren eine Vielzahl von homosexuellen Kontakten – unter anderem in New York – unterhalten hatte. Er zeigte eine starke Vergrößerung der axillären, zervikalen und inguinalen Lymphknoten. Aus der Biopsieprobe eines Lymphknotens wurden Lymphozyten präpariert und mit Wachstumsfaktoren in Gewebekulturmedium inkubiert. Nach einer Inkubationszeit von 15 Tagen war im Zellkulturüberstand Reverse-Transcriptase-Aktivität nachweisbar. Die Enzymaktivität war als Hinweis auf die intrazelluläre Vermehrung eines Retrovirus deutbar. Das Virus war durch Kokultivation mit Lymphknotenzellen auf normale Lymphozyten oder Lymphozyten aus Nabelschnurblut übertragbar. Die elektronenmikroskopische Untersuchung zeigte, daß die Viruspartikel die typische Morphologie von C-Typ-Retroviren aufwiesen. Übertragungsversuche des Retrovirus auf permanent wachsende menschliche Lymphozytenzellinien waren zunächst nicht erfolgreich.

Die Etablierung eines permissiven Zellsystems für das mit AIDS assoziierte Retrovirus gelang 1984 der Forschergruppe um Robert Gallo am National Cancer Institut im Bethesda. Bestimmte Varianten einer lymphatischen Leukämiezellinie erwiesen sich als empfänglich für das lymphotrope Retrovirus. Mit Hilfe der Zellinie konnte das Virus bei insgesamt 48 Patienten isoliert werden, die entweder einer AIDS-Risikogruppe angehörten oder bereits manifest an AIDS erkrankt waren. Das Zellsystem öffnete auch den Weg zur detaillierten immunologischen und molekularen Analyse des Retrovirus.

In diese Analysen konnten auch die von kalifornischen AIDS-Patienten durch Jay Levy in San Francisco erhaltenen Retrovirusisolate mit eingezogen werden. Durch die Nutzung molekularbiologischer Untersuchungsmethoden wurde die Nukleotidsequenz der verschiedenen Virusisolate verglichen. Dabei ließen sich nur geringe Abweichungen in den Nucleotid- oder Aminosäuresequenzen der Prototypisolate nachweisen.

Es handelte sich bei den unabhängig isolierten Retroviren um Varianten ein und desselben Virus. Diese Erkenntnis bildete auch die Grundlage für die Entscheidung eines internationalen Expertenkomitees, die bisher voneinander abweichenden Bezeichnungen für den AIDS-Erreger (Tab. 2.**1**) durch die einheitliche Benennung Human immunodeficiency virus Typ 1 (HIV 1) abzulösen.

1986 berichtete die Arbeitsgruppe von Luc Montagnier über die Entdeckung eines weiteren Retrovirus, das Verwandtschaft zu HIV 1 aufwies. Das Virus wurde zunächst als Lymphadenopathie-assoziiertes Virus, Typ 2 (LAV 2) bezeichnet.

Die heutige Benennung lautet Human immunodeficiency virus Typ 2 (HIV 2).

Das neu entdeckte Virus wurde aus den Lymphozyten des peripheren Bluts bei zwei Patienten mit AIDS aus dem westafrikanischen Raum isoliert. Seren beider Patienten reagierten nicht mit HIV-1-Antigen, zeigten aber deutliche immunologische Reaktionen mit HIV-2-Isolaten. DNA-Hybridisierungsexperi-

Tabelle 2.1 Nomenklatur der lymphotropen Retroviren

Frühere Bezeichnung	Heute gültige Bezeichnung
Lymphadenopathy-associated virus Typ 1 (LAV 1)	Human immunodeficiency virus Typ 1 (HIV 1)
Human T-lymphotropic virus Typ III (HTLV III)	
AIDS-related virus (ARV)	
Lymphadenopathy-associated virus Typ 2 (LAV 2)	Human immunodeficiency virus Typ 2 (HIV 2)
Human T-lymphotropic virus Typ IV (HTLV IV)	
Simian T-lymphotropic virus Typ III (STLV III)	Simian immunodeficiency virus (SIV)

mente mit HIV-1- und HIV-2-Proben erbrachten nur eine schwache Kreuzhybridisierung und damit Hinweise auf eine entfernte Verwandtschaft zwischen den beiden Viren. Das Ausmaß der Verwandtschaft zwischen HIV 1 und HIV 2 wurde im folgenden durch molekularbiologische Untersuchungen genauer charakterisiert. Die Analyse der Nucleotidsequenz beider Viren ergab eine Übereinstimmung von weniger als 50%. HIV 2 mußte als eigenständiger Vertreter der Gruppe der humanpathogenen Retroviren und nicht nur als Variante des HIV 1 betrachtet werden. Kurze Zeit darauf wurde von einer amerikanischen Arbeitsgruppe über die Isolierung eines weiteren Retrovirus von asymptomatischen westafrikanischen Personen berichtet. Das vorläufig als Human T-lymphotropic virus Typ IV (HTLV IV) bezeichnete Virus zeigt offenbar eine hohe Verwandtschaft mit HIV 2, ist aber nach jüngsten Erkenntnissen nicht mit HIV 2 identisch. Ein weiterer interessanter Befund der molekularbiologischen Untersuchungen war die Aufdeckung von gemeinsamen Strukturmerkmalen zwischen HIV 2 und dem Simian immunodeficiency virus (SIV). Das früher als Simian T-lymphotropic virus Typ III (STLV III) bezeichnete SIV wurde von amerikanischen Virologen von Rhesusaffen isoliert, die unter AIDS-ähnlichen Erkrankungen litten. Aus den heute vorliegenden, durch Sequenzvergleiche gewonnenen Erkenntnissen ließ sich der in Abb. 2.**1** dargestellte Stammbaum lymphotroper Retroviren ableiten. Die

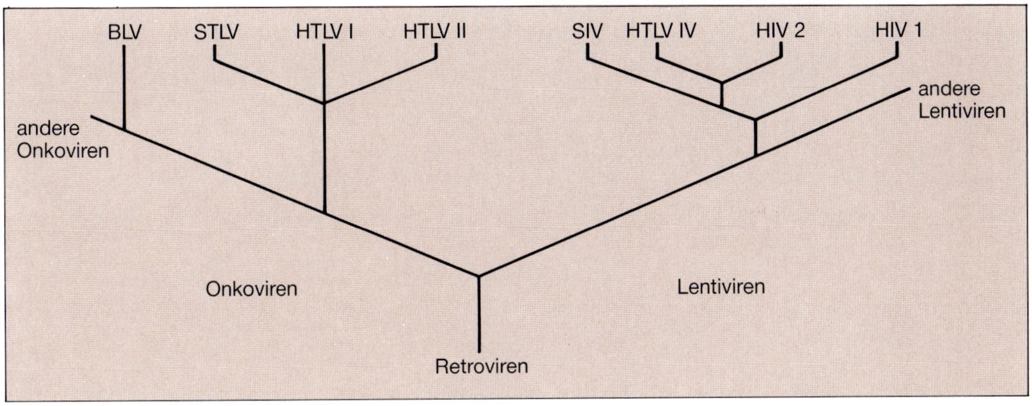

2.**1** Phylogenetische Zuordnung lymphotroper Retroviren. Vom Stammbaum der lymphotropen Retroviren zweigen Hauptäste zu den Untergruppen der Onkoviren und Lentiviren ab. HIV 1 und HIV 2 gehören zur Familie der Lentiviren. BLV = Bovine leukemia virus, STLV = Simian T-lymphotropic virus, HTLV = Human T-lymphotropic virus, SIV = Simian immunodeficiency virus, HIV = Human immunodeficiency virus.

Sequenzvergleiche etablierten ferner die Zugehörigkeit der HIV-Gruppe zur Familie der Lentiviren. Die Lentiviren sind eine Untergruppierung der Retrovirusfamilie. Lentivirusinfektionen werden vor allem bei verschiedenen Tierspezies beobachtet. Besondere Bedeutung besitzen Infektionen mit dem Visna-Maedi-Virus oder dem Scrapieagens bei Schafen. Diese Viren können nach Inkubationszeiten von bis zu mehreren Jahren chronisch degenerative Prozesse vor allem am Zentralnervensystem auslösen. Sie werden daher auch als „Slowviren" bezeichnet. Diese Erkenntnisse haben unter dem Aspekt zunehmend beobachteter neurologischer Symptome bei AIDS-Patienten an Bedeutung gewonnen.

Entscheidende Beiträge zum Verständnis des HIV-Vermehrungszyklus wurden durch frühere Untersuchungen an Retroviren geleistet. Eine wichtige Frage war dabei, wie ein RNA-haltiger Organismus seine genetische Information zur Vermehrung nutzt. Die Replikation von RNA ist in einer normalen Zelle nicht vorgesehen; der Informationsfluß verläuft von der DNA zur RNA. Eine Erklärung für die Mechanismen der Retrovirusvermehrung fand sich erst durch die Entdeckung von Temin und Baltimore. Die beiden amerikanischen Forscher fanden ein mit Viruspartikeln assoziiertes Enzym, das RNA in DNA übersetzt. Zur Beschreibung der Enzymaktivität, die eine Umkehrung des normalen Informationsflusses bewirkt, wählten sie die Benennung „reverse Transcriptase". Dieses Enzym bringen Retroviren, also auch HIV, bei der Infektion einer Wirtszelle mit, um den für die Bildung von Nachkommen notwendigen Nachschub an viraler RNA zu gewährleisten. Reverse-Transcriptase-Moleküle haften am HIV-Genom und können nach der Penetration des Virus in die Wirtszelle in Aktion treten. Unter dem Einfluß der reversen Transcriptase entsteht aus der HIV-RNA eine DNA-Kopie, das sog. DNA-Provirus. DNA-Provirus kann in linearer oder zirkulärer Form nichtintegriert im Zytoplasma der Wirtszelle existieren. Die provirale HIV-DNA kann auch in das zelluläre Genom der Wirtszelle integriert werden. Sie wird dadurch wie ein zusätzliches zelluläres

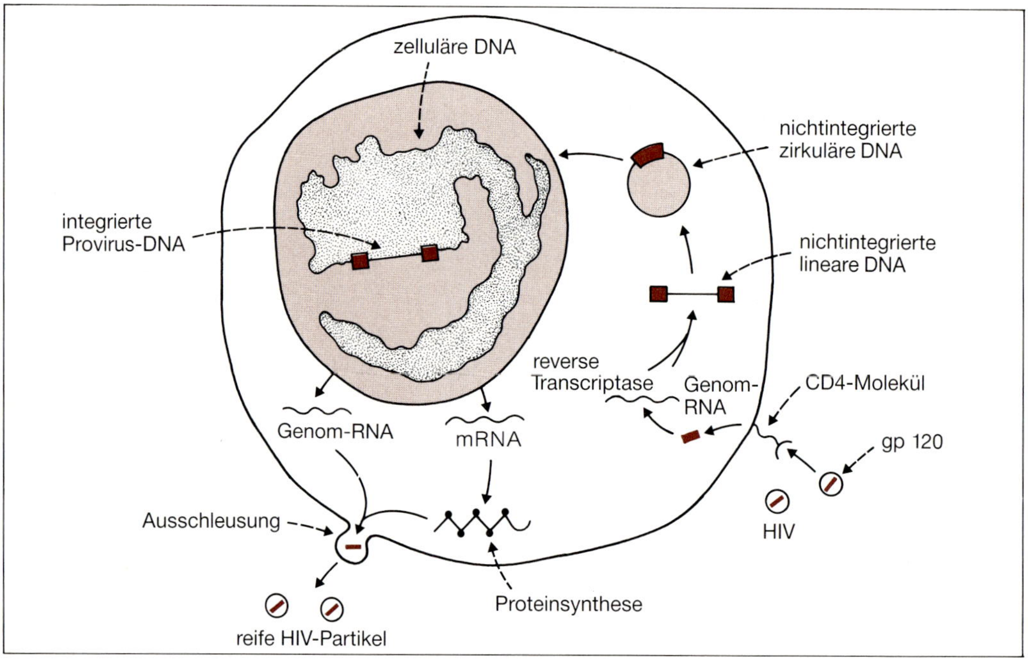

2.**2** Replikationszyklus des HIV. Die einzelnen Schritte der HIV-Vermehrung von der Integration der Provirus-DNA ins Genom der Wirtszelle bis zur Ausschleusung reifer HIV-Partikel.

Gen an alle Tochterzellen weitervererbt. Die Provirus-DNA zwingt der Wirtszell-DNA den HIV-Bauplan auf und nutzt den Proteinsyntheseapparat der Zelle zur Herstellung von Virusnachkommen. Dies geschieht durch Bildung von Boten-RNA als DNA-Kopie im Zellkern (Transkription). Boten-RNA gelangt dann durch Poren der Zellkernwand ins Zytoplasma und dient an den Ribosomen als Matrize für die Übersetzung in Proteine (Translation). An der Zellmembran entstehen durch Zusammenbau der Virusproteine reife Viruspartikel, die durch Knospung die Zelle verlassen (Abb. 2.**2**).

Reife HIV-Partikel weisen eine Struktur auf, die denen anderer Retroviren stark ähnelt. Im Viruskern sind die HIV-RNA und Reverse-Transcriptase-Moleküle enthalten. Die Virus-RNA wird von mehreren Kernproteinhüllen umgeben. Die Kernproteine wiederum werden von einer Lipidmembran umhüllt, die mit verschiedenen Virusglykoproteinen assoziiert ist. Diese äußeren Hüllglykoproteine bestehen aus einem die Lipidmembran durchdringenden Transmembranprotein, das zusätzlich ein externes Hüllprotein in Form eines knopfförmigen Fortsatzes trägt (Abb. 2.**3**).

Auch die Organisation des HIV-Genoms zeigt Gemeinsamkeiten mit der Genkarte anderer Retroviren (Abb. 2.**4**). Von wesentlicher Bedeutung für die Virusreplikation sind die mit gag, pol und env bezeichneten Genregionen. Diese Gene tragen die Information für die Bildung der Kernproteine (gag), die Vermehrungsenzyme (pol) und die internen und externen Hüllglykoproteine (env). Die mit tat, rev, vif und nef bezeichneten Gene wirken regulatorisch auf die HIV-Genexpression. Die Funktion des R-Gens ist bisher nicht bekannt. Die LTR-(long terminal redundancies-)Regionen

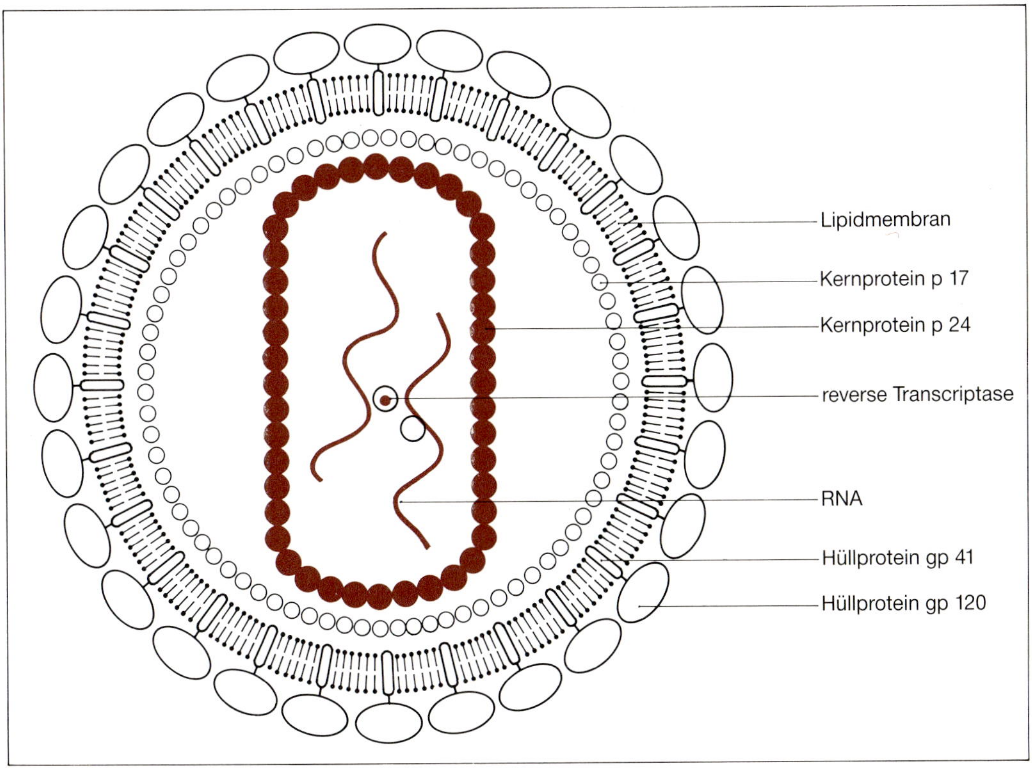

2.**3** Strukturmodell des HIV 1. Die HIV-RNA wird von inneren und äußeren Kernproteinen und inneren und äußeren Hüllglykoproteinen umgeben.

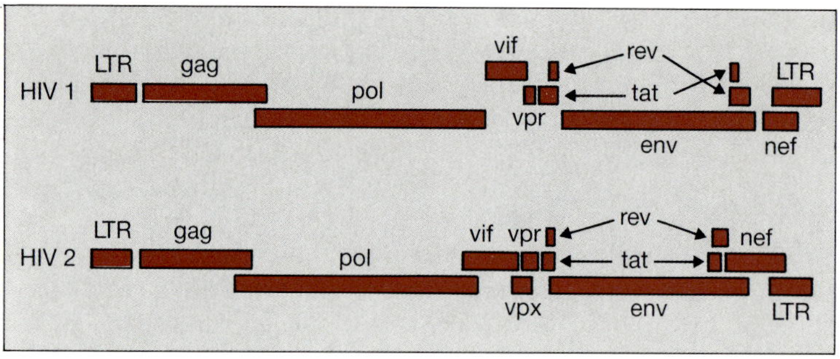

2.**4** Genomstruktur von HIV 1 und HIV 2. Der molekulare Aufbau der Virusgene von HIV 1 und HIV 2 zeigt neben vielen Gemeinsamkeiten in einzelnen Genombereichen auch deutliche Unterschiede.

spielen eine wesentliche Rolle für die Integration von Provirus-DNA in Wirtszell-DNA und für die Kontrolle der Virusexpression.

Eine vergleichende Darstellung der wesentlichen Genprodukte von HIV 1 und HIV 2 wird in Abb. 2.**5** gegeben. Bei diesem Vergleich der Kern- und Hüllproteine fallen die relativ geringen Unterschiede der Molekulargewichte im Bereich der strukturellen Kernproteine auf, die für schwache Kreuzreaktionen bei serologischen Nachweisverfahren für HIV-1- und HIV-2-Infektionen verantwortlich gemacht werden. Deutliche Abweichungen ergeben sich dagegen bei den Molekulargewichten der Hüllglykoproteine. Hüllproteine besitzen daher eine besondere Eignung für die Verwendung als Testantigen bei der spezifischen serologischen Diagnostik von HIV-1- und HIV-2-Infektionen.

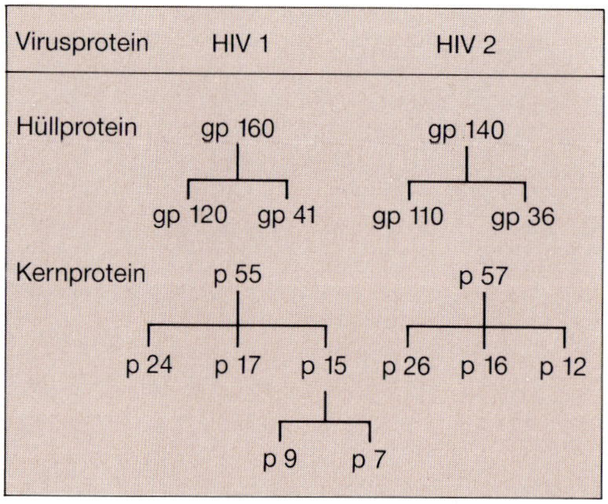

2.**5** Virale Proteine von HIV 1 und HIV 2. gp = Glykoprotein, p = protein.

Zusammenfassung

Der Erreger von AIDS wird heute als Human immunodeficiency virus Typ 1 (HIV 1) bezeichnet. Vor allem von Personen aus dem westafrikanischen Raum wurde ein verwandtes Virus isoliert, das Human immunodeficiency virus Typ 2 (HIV 2) benannt wird. Beide HI-Viren gehören zur Familie der lymphotropen Retroviren. Die genaue molekularbiologische Charakterisierung von HIV 1 und HIV 2 eröffnete den Weg zur Etablierung von spezifischen und empfindlichen labordiagnostischen Nachweisverfahren.

3 Labordiagnostik

Die labordiagnostische Methodik zum Nachweis von HIV-Infektionen wurde in den nicht einmal 10 Jahren seit der Entdeckung des AIDS-Erregers in bedeutender Weise weiterentwickelt. Diese Nachweisverfahren haben heute nicht zuletzt durch die Nutzung molekularbiologischer Technik einen außergewöhnlich hohen Stand erreicht.

Prinzipiell kann der Nachweis einer HIV-Infektion auf zwei verschiedenen Wegen erfolgen: Einmal auf direktem Weg durch die Isolierung des Virus, den Nachweis von viraler RNA oder von Virusantigen und zum anderen auf indirektem Weg durch den Nachweis der Bildung von virusspezifischen Antikörpern (Tab. 3.**1**).

Das Verfahren zur HIV-Isolierung wurde zuerst von den Entdeckern des Virus beschrieben. Der Isolierungsversuch kann durch Kokultivation von Patientenlymphozyten oder Gewebehomogenisat mit HIV-empfänglichen Indikatorzellen unternommen werden. Als Indikatorzellen finden vor allem etablierte Lymphozytenzellinien oder in vitro aktivierte Lymphozyten Verwendung. Die Vermehrung des HIV in den Indikatorzellen kann durch Suche nach Viruspartikeln mit der Elektronenmikroskopie, durch Messung der Reverse-Transcriptase-Aktivität oder durch den immunologischen Nachweis von Virusproteinen aufgezeigt werden. Die Empfindlichkeit der Virusisolierung ist gering; der Prozeß einer die Nachweisgrenze übersteigenden HIV-Replikation kann mehrere Wochen in Anspruch nehmen.

Tabelle 3.**1** Verfahren zum Nachweis von HIV, HIV-RNA und HIV-Antigen

Virusnachweis	Isolierung in Zellkulturen
Nucleinsäurenachweis	In-situ-Hybridisierung, Polymerase chain reaction
Antigennachweis	HIV-Antigen-Enzymimmuntest

Ebenfalls nur selten gelingt der Nachweis von HIV-RNA oder Provirus-DNA durch Hybridisierung mit radioaktiv markierten Nucleinsäureproben. Einen wesentlichen Fortschritt auf dem Gebiet des HIV-Nucleinsäurenachweises stellt das kürzlich beschriebene Verfahren der „polymerase chain reaction“ (PCR) dar. Die PCR-Methode bedient sich einer enzymatisch (DNA-Polymerase) gesteuerten Amplifikation der wenigen in infizierten Zellen vorhandenen HIV-Provirus-DNA-Moleküle. Durch mehrmalige Wiederholung dieses Amplifikationsprozesses (Kettenreaktion) kann die Menge proviraler DNA-Sequenzen so gesteigert werden, daß sie durch Hybridisierung mit markierten HIV-Proben direkt nachweisbar werden. Mit diesem sehr empfindlichen Verfahren gelang bei einigen Patienten aus AIDS-Risikogruppen der Nachweis einer HIV-Infektion, der mit anderen technischen Mitteln nicht geführt werden konnte. Die beschriebenen Methoden der Virusisolierung und des Nachweises von RNA- oder Provirus-DNA-Sequenzen durch Hybridisierung sind aufwendig und erfordern ein hohes Maß an Erfahrung. Sie bleiben daher gegenwärtig Speziallaboratorien vorbehalten und dienen vor allem der Klärung wissenschaftlicher Fragestellungen. Diese Einschränkungen gelten nicht für die kürzlich erfolgte Neueinführung eines Enzymimmuntests zum Nachweis von HIV-assoziiertem Antigen. Mehrere Testverfahren zur Darstellung von HIV-Kernprotein (p 24) sind inzwischen kommerziell verfügbar. Das Grundprinzip des HIV-Antigen-Enzymimmuntests ist in Abb. 3.**1** aufgeführt. Antikörper gegen HIV werden an Festphasen

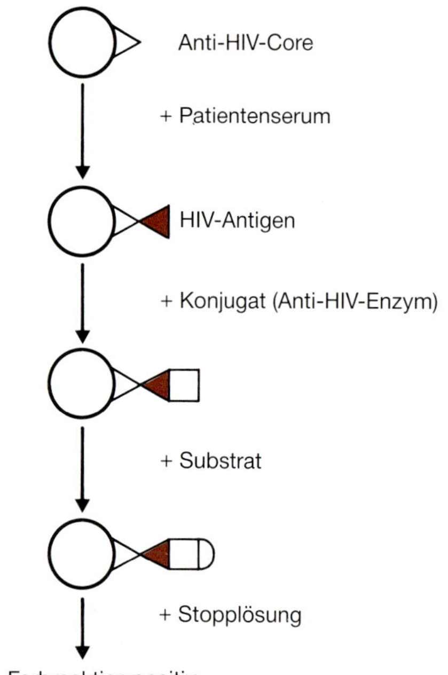

3.1. Prinzip des Enzymimmunoassays zum Nachweis von HIV-Antigen. Die einzelnen Phasen des Reaktionsablaufs bei einem enzymimmunologischen Nachweisverfahren für HIV-Antigen.

(z. B. Näpfe von Mikrotiterplatten) fixiert und mit dem zu untersuchenden Serum inkubiert. Beim Vorhandensein von HIV-Antigen findet eine Bindung an den festphasenfixierten Antikörper statt. Der entstandene Immunkomplex wird durch Hinzufügen von enzymgekoppelten HIV-Antikörpern und die nachfolgende Inkubation mit Substrat sichtbar gemacht. Unter der Einwirkung des Enzyms ändert sich die Farbe des Substrats. Der entstandene Farbumschlag wird photometrisch gemessen. Die Intensität der Farbveränderung ist proportional der Konzentration vorhandenen HIV-Antigens. Der Enzymimmuntest kann zum Nachweis von HIV-Antigen im Blut, anderen Gewebeflüssigkeiten und Gewebekulturüberständen genutzt werden. Die Haupteinsatzgebiete liegen in der Frühdiagnostik der HIV-Infektion, in der prognostischen Beurteilung des Infektionsverlaufs und in der Überwachung von antiviralen Therapieregimen bei HIV-infizierten Patienten.

Von weitaus größerer Bedeutung als Virus- oder Antigennachweis sind für die Diagnostik der HIV-Infektion serologische Verfahren zur Messung von HIV-spezifischen Antikörpern (Anti-HIV) (Tab. 3.**2**).

Tabelle 3.**2** Verfahren zum Nachweis von HIV-spezifischen Antikörpern

Enzymimmuntest	gereinigtes Virus rekombinantes HIV-Antigen synthetische Peptide
Indirekte Immunfluoreszenz	HIV-infizierte Zellen
Immunoblot	aufgetrennte HIV-Proteine

Auch beim Nachweis von HIV-Antikörpern wird hauptsächlich das Prinzip des Enzymimmuntests genutzt. Testsysteme sind in zwei verschiedenen technischen Modifikationen verfügbar: als „Sandwich"-Enzymimmuntest und als kompetitiver Enzymimmuntest. Beim Sandwichprinzip wird HIV-Antigen an eine feste Phase (Kunststoffkugel, Näpfe von Mikrotiterplatten) fixiert (Abb. 3.**2**). Darauf findet eine Inkubation mit Patientenserum statt. Beim Vorhandensein von Anti-HIV binden sich die Antikörper an das HIV-Antigen; es entsteht ein festphasengebundener Immunkomplex. Gebundene Antikörper im Patientenserum werden durch anschließende Inkubation mit tierischen Antikörpern gegen menschliches Immunglobulin, die mit einem Enzym (Peroxidase, alkalische Phosphatase) gekoppelt sind, dargestellt. Gebundenes Enzym wandelt danach zugesetztes Substrat in ein farbiges Produkt um. Das Ausmaß der Farbveränderung wird photometrisch gemessen und ist der Menge im Patientenserum enthaltener HIV-Antikörper proportional. Als Antigen finden bei den Enzymimmuntests gereinigtes Virus, gentechnisch hergestellte Virusproteine oder vollsynthetische Peptide, die Epitopen von Viruskern oder Hülle entsprechen, Verwendung. Genetisch rekombinierte oder synthetische Peptide sind im Gegensatz zu herkömmlich gereinigtem Virus frei von kontaminierenden zellulären Bestandteilen.

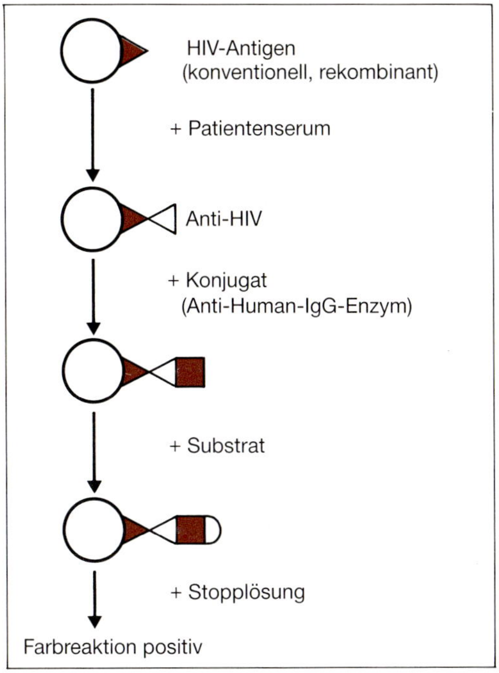

3.**2** Prinzip des Enzymimmunoassays zum Nachweis von Anti-HIV (Sandwichverfahren). Die einzelnen Phasen des Reaktionsablaufs bei einem enzymimmunologischen Nachweisverfahren für HIV-Antikörper nach dem Sandwichprinzip.

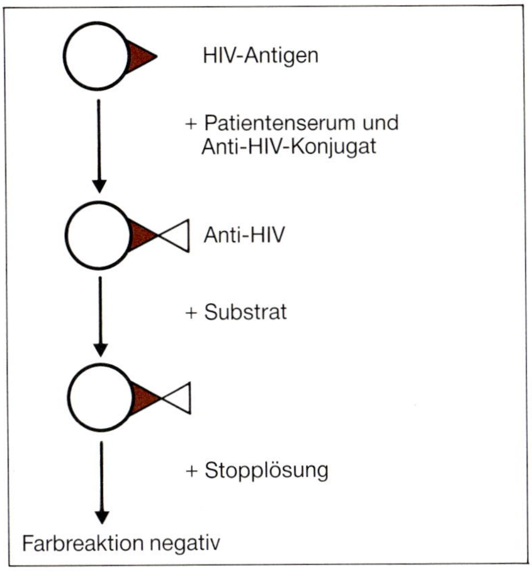

3.**3** Prinzip des Enzymimmunoassays zum Nachweis von Anti-HIV (kompetitives Verfahren). Die einzelnen Phasen des Reaktionsablaufs bei einem enzymimmunologischen Nachweisverfahren für HIV-Antikörper nach dem Kompetitionsprinzip.

Die Testverfahren der sog. zweiten Generation sind damit weniger störanfällig.

Beim kompetitiven Enzymimmuntest wird ebenfalls HIV-Antigen an die Festphasenmatrix gekoppelt (Abb. 3.**3**). Im ersten Inkubationsschritt werden dann gleichzeitig das zu untersuchende Patientenserum und eine definierte Konzentration von enzymmarkiertem Anti-HIV hinzugefügt. Im Patientenserum vorhandene HIV-Antikörper und das Anti-HIV-Konjugat konkurrieren um die Bindung an HIV-Antigen. Beim kompetitiven Enzymimmuntest findet also bei positivem Reaktionsausfall im Gegensatz zum Sandwichtestprinzip keine oder nur eine geringfügige Farbveränderung des Substrats statt. Das kompetitive Meßverfahren besitzt eine etwas geringere Sensitivität als der Sandwichenzymimmuntest, zeichnet sich aber durch eine besonders hohe Spezifität aus und ist daher auch zur Differentialdiagnostik von HIV-1- und HIV-2-Infektionen geeignet.

Die heute verfügbaren Enzymimmuntests – vor allem die mit Hilfe rekombinanter DNA-Technologie hergestellten Tests der zweiten Generation – besitzen eine Sensitivität von mehr als 99% und eine Spezifität von mindestens 98%.

In seltenen Fällen werden jedoch falsch positive Ergebnisse beobachtet. Deshalb gilt unverändert die Forderung, daß alle im Enzymimmuntest reaktiven Seren in einer weiteren, auf einem anderen Testprinzip beruhenden Untersuchung überprüft werden müssen. Für diese Bestätigungstests zum Nachweis einer HIV-Infektion finden die indirekte Immunfluoreszenz und der Immunoblot Verwendung.

Bei der indirekten Immunfluoreszenz werden HIV-infizierte Zellen auf Objektträger fixiert und mit Patientenserum inkubiert (Abb. 3.**4**). Der durch Bindung an HIV-Komponenten entstandene Immunkomplex wird durch Inkubation mit Anti-Humanimmunglobulin dargestellt, das mit Fluoreszenzfarbstoff markiert ist. Eine positive Reaktion ist durch fluoreszierende Strukturen an der Membran und im Zytoplasma infizierter Zellen ablesbar. Immunfluoreszenztests können mit einfachen technischen Mitteln schnell durchgeführt werden. Unspezifische Reaktionen lassen sich durch Parallelinkubation der Probandenseren mit nichtinfizierten Zellen erkennen. Die Empfindlichkeit der indirekten Immunfluoreszenz ist jedoch geringer als die anderer Bestätigungstests.

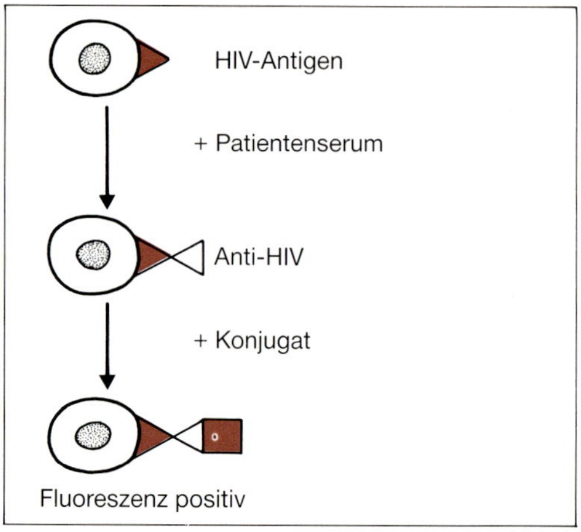

3.**4** Prinzip des indirekten Immunfluoreszenztests zum Nachweis von Anti-HIV. Die einzelnen Phasen des Reaktionsablaufs bei einem Fluoreszenznachweisverfahren für HIV-Antikörper.

Die nach dem gegenwärtigen Erkenntnisstand verläßlichste Methode zum Nachweis von HIV-Antikörpern ist das Immunoblotverfahren. Das Prinzip besteht zunächst in der Behandlung von HIV mit Detergens und in der gelelektrophoretischen Auftrennung der Viruskomponenten entsprechend ihrem Molekulargewicht. Anschließend werden die aufgetrennten Virusproteine durch neuerliche Elektrophorese auf Nitrocellulose übertragen. Die präparierten Streifen werden dann mit der zu untersuchenden Serumprobe inkubiert. Die Bindung von Antikörpern an HIV-Proteine wird ähnlich wie beim Enzymimmuntest durch Inkubation mit enzymmarkiertem Anti-Humanimmunglobulin und nachfolgende Enzym-Substrat-Reaktion dargestellt. Die Bindung des Probandenserums an elektrophoretisch aufgetrennte virale Proteine zeigt typische Muster. In Abb. 3.**5** sind die charakteristischen Reaktionsbanden nach Infektionen mit HIV 1 und HIV 2 dargestellt. Nach internationaler Übereinkunft wird ein Immunoblot als positiv angesehen, wenn mindestens zwei charakteristische HIV-Proteine vom Probandenserum erkannt werden. Das Muster der Reaktionsbanden kann sich im Verlauf der Infektion verändern und besitzt prognostische Bedeutung.

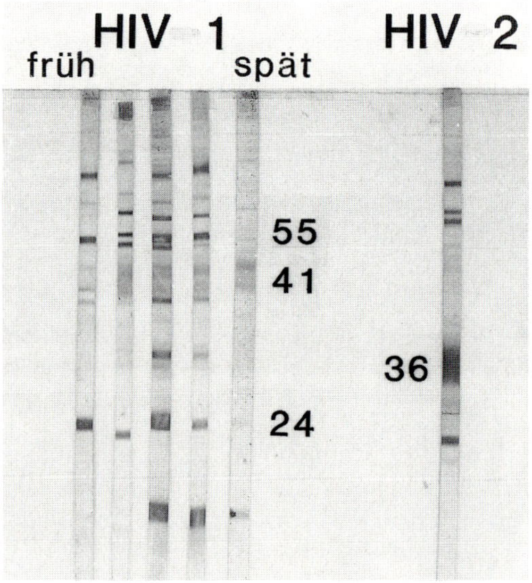

3.**5** Immunoblottest bei Patientenseren aus der frühen Phase einer HIV-1- und einer HIV-2-Infektion. In der Frühphase der HIV-1-Infektion sind Antikörper gegen Hüllglykoproteine (gp 120, gp 41) und Kernproteine (p 55, p 24) nachweisbar, in der Spätphase nur noch Antikörper gegen Hüllglykoproteine. Im Serum eines HIV-2-infizierten Patienten finden sich Antikörper gegen Hüllglykoproteine (gp 36) und Kernproteine (p 57, p 26).

Für die Sicherung der Diagnose einer HIV-Infektion hat sich folgendes Vorgehen bewährt. Alle Patientenseren werden zunächst mit einem hochempfindlichen rekombinanten Enzymimmuntest nach dem Sandwichtestprinzip auf Anti-HIV untersucht. Dieser Suchtest kann als Kombinationsassay zum Nachweis von Anti-HIV 1 und Anti-HIV 2 in einem Arbeitsgang genutzt werden. Bei negativem Suchtest kann eine Infektion mit HIV 1 oder HIV 2 weitgehend ausgeschlossen werden. Nur bei begründetem, dringendem Infektionsverdacht ist zusätzlich der Enzymimmuntest zum Nachweis von HIV-1-Antigen (Frühphase der Infektion) indiziert. Fällt der Suchtest positiv aus, muß eine weitere Überprüfung angeschlossen werden. Sinnvoll ist zunächst die Untersuchung des Serums auf HIV-1- oder HIV-2-Antikörper mit selektiven, rekombinanten Enzymimmuntests nach dem kompetitiven Testprinzip. Das zweite Suchtestverfahren dient damit zur Überprüfung von initial reaktiven Ergebnissen und zur Differenzierung von HIV-1- und HIV-2-Infektionen. Zur Sicherung der Diagnose muß danach ein Bestätigungstest (indirekte Immunfluoreszenz, Immunoblot) durchgeführt werden. Nach unserer Erfahrung gelingt die labordiagnostische Sicherung einer HIV-1- oder HIV-2-Infektion in über 90% mit dem einfacheren und billigeren Verfahren der Immunfluoreszenz. Nur in der Frühphase einer HIV-Infektion kann in manchen Fällen auf die aufwendigere, aber empfindlichere Methode des Immunoblots nicht verzichtet werden (Abb.3.**6**).

Besondere Probleme treten bei der Labordiagnostik von HIV-Infektionen bei neugeborenen Kindern von infizierten Müttern auf. Passiv transferierte maternale HIV-Antikörper können bis zu 15 Monate nach der Geburt nachweisbar bleiben. Die aktive Bildung von spezifischen Antikörpern ist bei prä- oder perinatal infizierten Kindern im allgemeinen gering oder bleibt völlig aus. Die Sicherung der Diagnose einer HIV-Infektion durch Antikörper-Nachweisverfahren ist daher eingeschränkt. Die Erkennung von diaplazentar übertragenen HIV-Infektionen kann durch den Einsatz von modernen Methoden zum

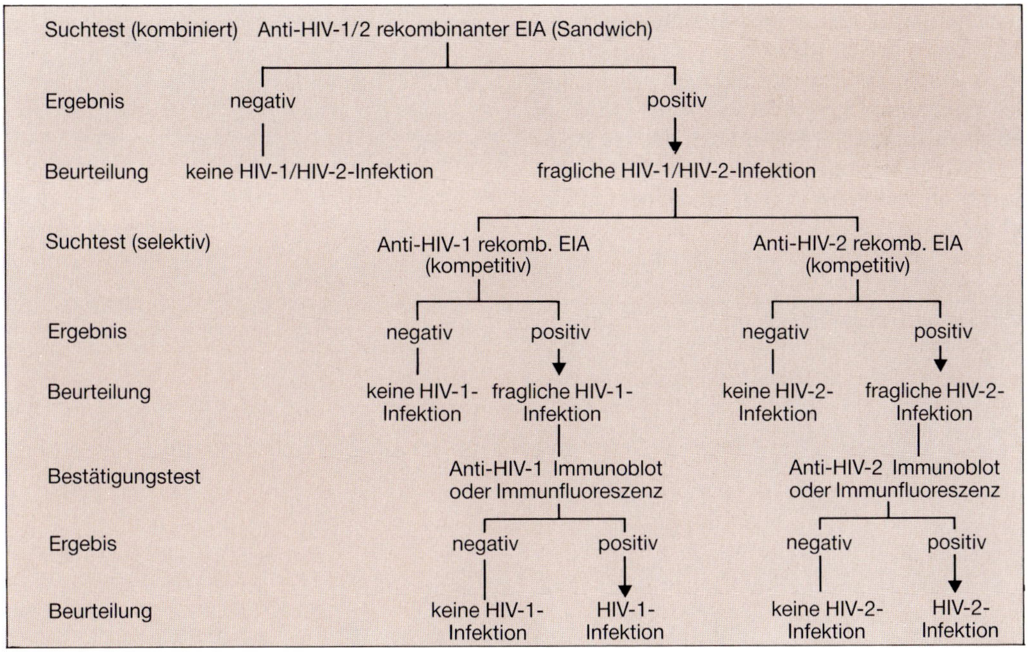

3.**6** Labordiagnostik von HIV-1- und HIV-2-Infektionen. Durch sinnvolle Kombination von rekombinanten Enzymimmunoassays als Suchtests und Immunfluoreszenz oder Immunoblot als Bestätigungstests kann die labordiagnostische Sicherung einer HIV-1- oder HIV-2-Infektion erfolgen. EIA = Enzymimmunoassay.

Nachweis des Virus oder von Provirus-DNA wesentlich erleichtert werden. Vor allem das empfindliche Verfahren der „polymerase chain reaction“ hat sich als Fortschritt bei der Diagnostik von HIV-Infektionen bei neugeborenen Kindern erwiesen. In manchen Fällen gelingt auch der enzymimmunologische Nachweis von HIV-Antigen und damit die labordiagnostische Sicherung der HIV-Infektion.

Der typische Verlauf der Antigenzirkulation und der spezifischen Antikörperbildung bei HIV-Infektionen ist in Abb. 3.**7** dargestellt. Etwa 2–4 Wochen nach der Infektion wird zunächst HIV-Antigen im Serum nachweisbar. Wenige Wochen darauf setzt die Bildung von HIV-Antikörpern ein. Freies HIV-Antigen wird dadurch neutralisiert und ist zunächst nicht nachweisbar. Die zuerst auftretenden Antikörper sind gegen das Kernprotein p 24 gerichtet, kurz darauf folgt die Bildung von Antikörpern gegen Hüllproteine. Die Konzentration der Antikörper gegen Hüllproteine des HIV bleibt für den gesamten Verlauf der Infektion nahezu unverändert. Antikörper gegen Kernproteine des HIV fallen dagegen bei manchen Patienten in der Spätphase der Infektion ab, bis sie schließlich ganz verschwinden können. Gleichzeitig mit dem Abnehmen der Antikörper gegen Kernproteine wird im Serum mancher Patienten auch wieder freies HIV-Antigen nachweisbar. Der Abfall der Kernproteinantikörper und das Wiederauftreten von HIV-Antigen sind ein früher Hinweis auf eine drohende Verschlechterung des Gesundheitszustands. Diese serologische Konstellation wird bei der Mehrzahl der Patienten mit dem Vollbild von AIDS gefunden und kann als labordiagnostischer Hinweis auf eine ungünstige Prognose gewertet werden.

Die Bestimmung von Kernproteinantikörpern und/oder HIV-Antigen sind daher besonders geeignet für eine serologische Verlaufskontrolle der HIV-Infektion.

Zusammenfassung

Die größte Bedeutung für die Labordiagnostik der HIV-Infektion besitzen serologische Verfahren zur Bestimmung von HIV-spezifischen Antikörpern (Anti-HIV). Als Suchtests werden heute meist Enzymimmuntests unter Verwendung von genetisch rekombinierten HIV-Peptiden genutzt. Als Bestätigungsverfahren kommen die indirekte Immunfluoreszenz oder der Immunoblot zum Einsatz. Die heute kommerziell verfügbaren Testverfahren besitzen eine Sensitivität von mehr als 99% und eine Spezifität von mindestens 98%.

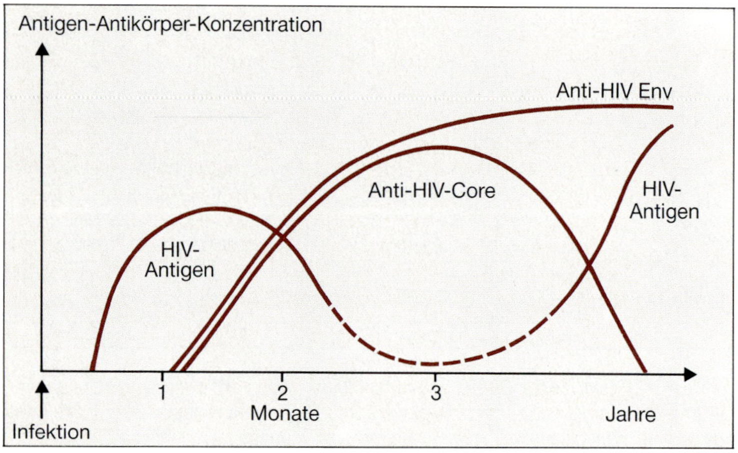

3.**7** Nachweis von HIV-Antigen und HIV-Antikörpern bei HIV-Infektionen. HIV-Antigen und Antikörper gegen HIV-Hüll- und -Kernproteine zeigen in den verschiedenen Stadien der Infektion einen charakteristischen Verlauf.

4 Pathogenese

Die Pathogenese der HIV-Infektion wird entscheidend von der Interaktion des Virus mit zellulären Komponenten des Immunsystems bestimmt. Die Empfänglichkeit von Zellen für eine Infektion mit HIV 1 oder HIV 2 ist von der Ausprägung eines bestimmten Glykoproteins an der Zelloberfläche abhängig. Dieses Glykoprotein wird nach heute gültiger Nomenklatur als CD4-Molekül bezeichnet. Das CD4-Molekül fungiert als Bindungspartner für ein definiertes Hüllprotein (gp 120) des HIV an der Zellmembran. Nach dem Andocken des HIV an den Membranrezeptor wird der Komplex aus HIV und CD4-Molekül durch Endozytose in die Zelle aufgenommen, und das Virus kann sich durch Aktivierung der reversen Transcriptase in Provirus-DNA umformen und in das zelluläre Genom integrieren.

Nach dem gegenwärtigen Erkenntnisstand verläuft die Pathogenese der HIV-Infektion in folgenden Schritten: Das Virus dringt zunächst durch eine Eintrittspforte über HIV-haltige Körperflüssigkeiten (Blut, Samenflüssigkeit, Vaginalsekret) in den Organismus ein. Als erste Auffangstation für den eingedrungenen Erreger dient wie bei anderen mikrobiellen Infektionen das mononukleär-phagozytäre System. Dieses Zellsystem umfaßt neben im Blut zirkulierenden Leukozyten (Granulozyten, Monozyten) eine Vielzahl anderer Gewebezellen, darunter Makrophagen in den Lungenalveolen, in Lymphknoten und Milz, die Langerhans-Zellen der Haut und die Mikrogliazellen des Hirngewebes. Bestimmte Zellen des mononukleär-phagozytären Systems zeigen eine Ausprägung des CD4-Moleküls an der Zellmembran und sind somit für eine HIV-Infektion empfindlich. Mononukleäre Phagozyten stellen daher ein primäres Ziel für die HIV-Infektion dar. Durch eingehende Untersuchungen wurde nachgewiesen, daß in Makrophagen eine massive, langanhaltende, nichtzytopathische Vermehrung des HIV stattfinden kann. Die Zellen des mononukleär-phagozytären Systems spielen dann eine bedeutende Rolle bei der Dissemination des HIV im Organismus.

Nach der Aufnahme von Fremdantigen treten Makrophagen mit einer Untergruppe der thymusabhängigen (T) Lymphozyten, den Helfer-Induktor-T-Zellen in Kontakt. Helfer-T-Lymphozyten zeigen eine besonders dichte Ausprägung des CD4-Moleküls an der Zelloberfläche und sind daher für eine Infektion durch von Makrophagen freigesetztes HIV empfänglich. Die HIV-Infektion der Helfer-T-Zellen hat schwerwiegende Folgen. Die Vermehrung von HIV führt zunächst zu einer funktionellen Beeinträchtigung und schließlich durch zytopathischen Effekt zum Absterben dieser Zellpopulation. Die für Patienten in fortgeschrittenen Stadien der HIV-Infektion charakteristische Verminderung der Zahl CD4-positiver T-Lymphozyten ist Ausdruck der virusinduzier-

Tabelle 4.**1** Mechanismen der HIV-induzierten Zerstörung von CD4-positiven T-Lymphozyten

Direkter zytopathischer Effekt
- starke Zunahme der Zellmembranpermeabilität bei der Virusausschleusung
- Akkumulation von nichtintegrierter Provirus-DNA
- intrazelluläre Komplexbildung zwischen CD4-Molekülen und HIV-gp-120-Hüllprotein

Indirekter zytopathischer Effekt
- Infektion von Stammzellen oder CD4-Vorläuferzellen
- selektive Depletion einer T-Zellen-Subpopulation, die Wachstumsfaktoren für den gesamten Lymphozytenpool bildet
- Bildung von Synzytien
- Freisetzung von toxischen Faktoren
- Autoimmunphänomene

ten Zellzerstörung. Der Mechanismus der T-Zellen-Zerstörung ist noch unklar; es werden verschiedene direkt oder indirekt einwirkende Effekte diskutiert (Tab. 4.**1**).

Mit diesem zellzerstörenden Angriff wird das Immunsystem an seiner empfindlichsten Stelle getroffen. Die CD4-Moleküle ausprägenden Helfer-Induktor-T-Lymphozyten nehmen eine zentrale Rolle beim Ablauf von Immunreaktionen ein. In Abb. 4.**1** wird diese zentrale Funktion am Beispiel der spezifischen Immunabwehr einer Virusinfektion grafisch demonstriert. Das virale Agens steht dabei nur stellvertretend für Fremdantigen schlechthin. CD4-ausgeprägte T-Lymphozyten sind verantwortlich für die Erkennung von Virusantigen an der Oberfläche von antigenpräsentierenden Makrophagen. Ihrer Helfer- und Induktorfunktion entsprechend leiten CD4-T-Lymphozyten dann durch Kooperation mit anderen zellulären Komponenten des Immunsystems den weiteren Ablauf der Abwehr ein. Durch Freisetzung von aktivierenden Faktoren (Interleukine, Interferone) werden zur Ausbildung antigenspezifischer Zellklone und zur Differenzierung in CD8-Moleküle exprimierende zytotoxische T-Lymphozyten angeregt. Ausdifferenzierte CD8-positive T-Zellen sind dann in der Lage, virusinfizierte Zielzellen durch direkten Angriff zu zerstören und damit die weitere Ausbreitung der Virusinfektion zu begrenzen. Auch nicht-thymusabhängige B-Lymphozyten unterliegen dem Einfluß von Helfer-T-Zellen. Sie reifen durch Aktivierung mit B-Zellen-Wachstumsfaktoren zu Plasmazellen. Antigenspezifische Plasmazellen bilden virusspezifische Antikörper, die Viren neutralisieren und damit zur Überwindung der viralen Infektion beitragen. Das beschriebene Geflecht zellulärer Kooperation gerät aus dem Gleichgewicht, wenn der induzierende und unterstützende Einfluß der CD4-positiven T-Lymphozyten nicht mehr zur Verfügung steht.

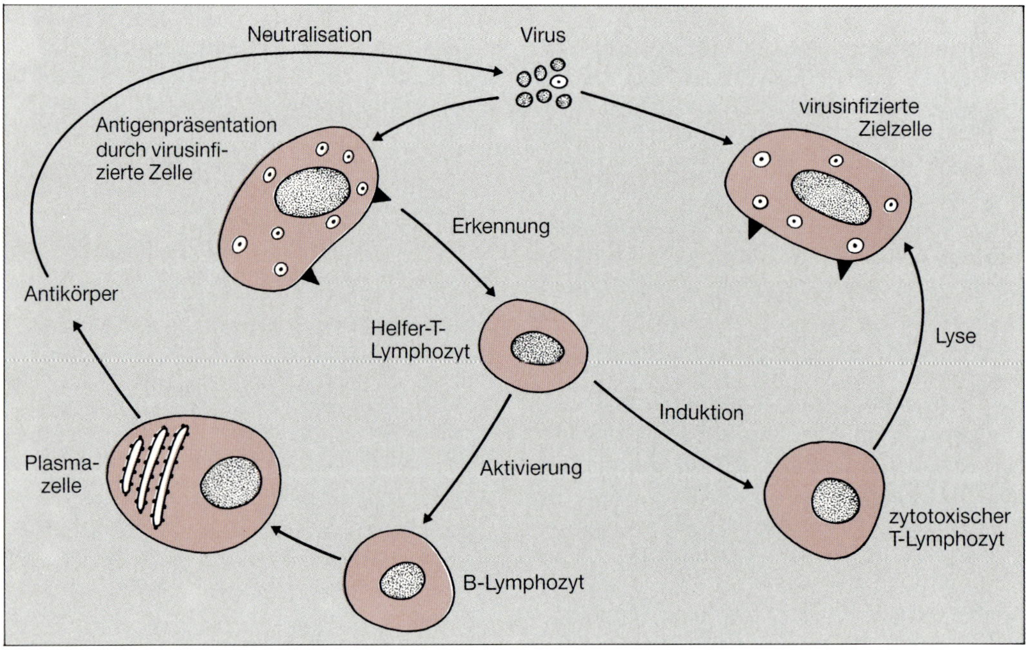

4.**1** Spezifische Immunabwehr bei Virusinfektionen. Durch Kooperation von thymusabhängigen und nichtthymusabhängigen Lymphozyten wird eine akute Virusinfektion überwunden.

Die zellzerstörende Wirkung des HIV trifft das Immunsystem damit an seiner zentralen Schaltstation. Aus dieser Erkenntnis wird verständlich, daß Patienten in fortgeschrittenen Stadien der HIV-Infektion nahezu schutzlos gegen Infektionskrankheiten mit sog. opportunistischen Erregern und Tumorerkrankungen sind.

Zusammenfassung

Die immunschädigende Wirkung des HIV beruht auf der Interaktion des Virus mit bestimmten Leukozytenuntergruppen. Ein bestimmtes Glykoprotein an der Zelloberfläche von Leukozyten (CD4-Molekül) fungiert als Bindungspartner für ein definiertes HIV-Hüllprotein (gp 120). Nach der primären Vermehrung des HIV in mononukleären Phagozyten findet eine Infektion der thymusabhängigen (T-)Lymphozyten statt. Die Helfer-Induktor-T-Lymphozyten nehmen eine zentrale Rolle beim Ablauf von Immunreaktionen ein. Der zellzerstörende Angriff des HIV auf diese Zellpopulation trifft das Immunsystem damit an seiner wichtigsten Schaltstation.

5 Klinik

Die klinischen Manifestationen einer Infektion mit HIV sind äußerst vielfältig. Gegenwärtig lassen sich nach einem Vorschlag der Centers for Disease Control vier Hauptstadien des Krankheitsverlaufs kennzeichnen (Tab. 5.**1**).

Das *Stadium I* umfaßt die Symptomatik der akuten HIV-Infektion. Diese ist verbunden mit allgemeinem Unwohlsein, Müdigkeit, Fieber, Kopf- und Gliederschmerzen, Reizung der Rachenschleimhäute, Hautausschlag und Lymphknotenschwellung. Die Erkrankungssymptomatik wird als mononukleoseähnlich beschrieben und zeigt viele Gemeinsamkeiten mit den Symptomen anderer akuter Infektionen durch Erreger wie Epstein-Barr-Virus, Zytomegalievirus, Toxoplasma gondii oder Treponema pallidum (Lueserreger). Eine besonders sorgfältige Differentialdiagnostik ist daher notwendig, um akute HIV-Serokonversionen von anderen Infektionskrankheiten abzugrenzen. In jüngster Zeit wurden – zusätzlich zu den mononukleoseähnlichen Symptomen – bei einigen akut mit HIV infizierten Patienten neurologische Manifestationen beobachtet. Es entwickelten sich Verhaltensänderungen, Verwirrtheitszustände und Krampfanfälle. Diese unter dem Bild einer akuten Virusenzephalitis auftretenden Symptome bilden sich ebenso wie die mononukleoseähnlichen Erscheinungen innerhalb von 2–4 Wochen zurück. Die weitaus meisten Patienten zeigen nach akuter HIV-Infektion eine vollständige Erholung.

Tabelle 5.**1** Klassifikationssystem für HIV-assoziierte Erkrankungen (Centers for Diseases-Control – CDC 1986)

Stadium I	akute Infektion
Stadium II	asymptomatische Infektion
Stadium III	persistierende generalisierte Lymphadenopathie
Stadium IV	AIDS
Stadium IV A	konstitutionelle Erkrankungen
IV B	neurologische Erkrankungen
IV C	opportunistische Infektionskrankheiten
IV D	Tumorerkrankungen
IV E	andere Erkrankungen

Das *Stadium II* wird als asymptomatische HIV-Infektion beschrieben. In diesem klinisch stummen Stadium werden keinerlei Zeichen oder Symptome einer Erkrankung beobachtet. Einziger Hinweis auf die HIV-Infektion kann die Veränderung von hämatologischen Laborwerten (Lymphopenie, Thrombozytopenie, verminderte Zahl CD4-positiver T-Lymphozyten) sein. Dieser symptomfreie Zustand kann mehrere Jahre nach akuter HIV-Infektion andauern.

Das *Stadium III* wird als persistierende, generalisierte Lymphadenopathie beschrieben. Die Lymphadenopathie ist als tastbare (mehr als 1 cm Durchmesser) Lymphknotenschwellung an mindestens zwei extrainguinalen Lokalisationen definiert, die mehr als 3 Monate lang anhält. Andere, nicht HIV-assoziierte Ursachen für die persistierende Lymphadenopathie müssen durch Laboruntersuchungen ausgeschlossen werden. Auch das Lymphadenopathiestadium kann mehrere Jahre bestehen bleiben, bevor eine Verschlechterung des klinischen Zustands eintritt.

Das *Stadium IV* schließlich beschreibt die mannigfaltige Symptomatik des AIDS-Vollbildes.

Nach mathematischen Modelluntersuchungen beträgt die mittlere Inkubationszeit von der HIV-Infektion bis zum Ausbruch der Krankheit bei unter 5 Jahre alten Kindern etwa 2–3 Jahre, bei über 5 Jahre alten HIV-Infizierten 8–11 Jahre.

Die Spätmanifestationen der HIV-1- und HIV-2-Infektion zeigen keine wesentlichen Unterschiede. Bei HTLV-IV-infizierten Personen wurde das Auftreten von Prä-AIDS- oder AIDS-Symptomen bisher nicht beobachtet. Die Heterogenität des Krankheitsbildes bei AIDS kommt in der Einteilung in fünf Untergruppen zum Ausdruck.

In der *Untergruppe IV A* werden konstitutionelle Symptome zusammengefaßt, die früher unter der Bezeichnung AIDS-related complex geführt wurden. Hierzu gehören vor allem unerklärliches, mehr als einen Monat anhaltendes Fieber, Gewichtsverlust von mehr als 10% und mehr als einen Monat persistierende Diarrhö. Verbunden sind diese Symptome meistens mit einer schweren Beeinträchtigung des Allgemeinbefindens und einem deutlichen Leistungsknick.

In der *Untergruppe IV B* werden verschiedene neurologische Krankheitssymptome beschrieben. Die betroffenen Patienten zeigen meist ein unspezifisches Syndrom, das aus Konzentrations- und Merkfähigkeitsstörungen, psychomotorischer Verlangsamung, Nachlassen der geistigen Fähigkeiten und der Feinmotorik besteht. Zusätzlich werden eine Persönlichkeitsnivellierung und eine generelle Antriebsminderung beobachtet. Auch schwere Verlaufsformen des organischen Psychosyndroms mit Mutismus, Paraplegie und Inkontinenz können sich entwickeln.

In der *Untergruppe IV C_1* sind sekundäre Infektionen mit sog. opportunistischen Erregern aufgeführt. Hierzu gehören die Pneumocystis-carinii-Pneumonie; chronische Diarrhöen durch Kryptosporidien; Manifestationen einer Toxoplasmose am Zentralnervensystem; extraintestinale Infektionen mit Strongyloiden; Isosporiasis; ösophageale, bronchiale oder pulmonale Kandidiasis; Kryptokokkose; Histoplasmose; Infektionen mit atypischen Mykobakterien wie Mycobacterium avium/intracellulare oder Mycobacterium kansasii; Zytomegalievirusinfektionen; chronische mukokutane oder disseminierte Infektionen mit Herpes-simplex-Virus und die durch Papovaviren ausgelöste progressive multifokale Leukoenzephalopathie.

In der *Untergruppe IV C_2* sind sechs weitere bisher seltener beobachtete opportunistische Infektionskrankheiten eingeordnet, die früher nicht in der klassischen AIDS-Definition enthalten waren. Es handelt sich um die orale Haarleukoplakie, den über mehrere Dermatome ausgedehnten Herpes zoster, die rezidivierende Bakteriämie mit Salmonellen, Nokardieninfektionen, die Tuberkulose und die orale Kandidiasis. Das Spektrum der opportunistischen Infektionskrankheiten umfaßt damit Vertreter aus allen Bereichen der humanpathogenen Mikroben: Bakterien, Pilze, Parasiten, Helminthen und Viren.

Die *Untergruppe IV D* beschreibt die mit dem AIDS-Vollbild assoziierten Tumorerkrankungen. Am häufigsten beobachtet wird das Kaposi-Sarkom, das durch blauviolette pigmentierte, knotige Veränderungen der Haut und Schleimhaut gekennzeichnet ist. Das bei AIDS-Patienten auftretende Kaposi-Sarkom zeigt eine sonst ungewöhnliche Tendenz zu aggressivem Wachstum und multipler Metastasenbildung. Andere häufig bei AIDS-Patienten beobachtete Tumorerkrankungen sind verschiedene Malignome des hämatopoetischen Systems, vor allem Non-Hodgkin-Lymphome und primäre Lymphome des Zentralnervensystems.

Die *Untergruppe IV E* schließlich bleibt den klinischen Manifestationen von AIDS vorbehalten, die bisher nicht den Gruppen IV A bis IV D zugeordnet werden können. Dies betrifft sowohl neu beobachtete konstitutionelle Symptome als auch gegenwärtig nicht aufgeführte neurologische Symptome, opportunistische Infektionskrankheiten oder Tumorerkrankungen.

Detaillierte Definitionen für die Klassifizierung der HIV-Infektion bei Kindern werden ebenfalls von den Centers for Disease Control erarbeitet. Hierbei wird zwischen Infektionen bei unter 15 Monate alten Säuglingen und bei bis zu 13 Jahre alten Kindern unterschieden. Bei den Säuglingen gilt der Nachweis der HIV-Infektion in Verbindung mit Anzeichen von Störungen der zellulären Immunfunktion als Hinweis auf AIDS. Andere mögliche Ursachen eines Immundefekts wie kongenitale Infektionen (Toxoplasma gondii, Herpes-simplex-Virus, Zytomegalievirus) und angeborene Erkrankungen des Immunsystems (schwere kombinierte Immundefizienz, Thymusaplasie, Agammaglobulinämie) müssen durch zusätzliche Laboruntersuchungen ausgeschlossen werden. Bei älteren Kindern erfolgt die Klassifizierung ähnlich wie bei erwachsenen AIDS-Patienten.

Grundlage aller klinischen AIDS-Manifestationen ist eine schwerwiegende Beeinträchtigung der zellulären Immunabwehr. Die funktionelle Schädigung des Immunsystems ist auf eine hochgradige Verminderung zirkulierender CD4-positiver T-Lymphozyten im peripheren Blut zurückzuführen. Die Störung der Lymphozytenfunktion kann am einfachsten durch die Reaktion auf mikrobielle Antigene in Hauttests nachgewiesen werden. Bei AIDS-Patienten können häufig keine Hautreaktionen vom verzögerten Typ nach intradermaler Injektion von Testantigenen beobachtet werden. Charakteristisch für fortgeschrittene Stadien der HIV-Infektion sind auch verschiedene Laborbefunde. Bei AIDS-Patienten werden häufig verminderte Leukozyten- und Thrombozytenzahlen gefunden.

Daneben werden stark erhöhte Serumimmunglobulinspiegel (vor allem IgG, IgA) beobachtet. Ein prognostisch ungünstiges Zeichen ist das Auftreten einer ungewöhnlichen säurelabilen Form des α-Interferon im Serum. Zirkulierendes α-Interferon wird praktisch nie im Stadium II der HIV-Infektion, deutlich häufiger im Stadium III und praktisch immer im Stadium IV gefunden. Der persistierende Nachweis von α-Interferon im Serum kann daher ebenso wie der Verlust an Antikörpern gegen das HIV-Kernprotein als labordiagnostischer Hinweis auf eine drohende Progression der HIV-assoziierten Krankheit gewertet werden (Tab. 5.**2**).

Tabelle 5.**2** Labordiagnostische Hinweise auf ungünstige Prognose der HIV-Infektion

- Starke Verminderung CD4-positiver T-Lymphozyten
- Persistenz von α-Interferon im Serum
- Abnahme der Antikörper gegen HIV-Kernprotein (p 24)
- Nachweis von HIV-Antigen im Serum

Zusammenfassung

Die klinischen Manifestationen einer HIV-Infektion sind äußerst vielfältig. Nach der CDC-Klassifizierung lassen sich vier Hauptstadien des Krankheitsverlaufs kennzeichnen. Das Stadium I umfaßt die Symptomatik der akuten HIV-Infektion (mononukleoseähnliche Symptome). Als Stadium II wird die asymptomatische HIV-Infektion bezeichnet. Das Stadium III wird als persistierende, generalisierte Lymphknotenschwellung beschrieben. Als Stadium IV wird die mannigfaltige Symptomatik des manifesten AIDS zusammengefaßt mit Untergruppen für konstitutionelle Symptome, neurologische Symptome, opportunistische Infektionskrankheiten und bestimmte Tumorerkrankungen.

6 Epidemiologie

Die Übertragungswege des HIV sind gut bekannt (Tab. 6.**1**). Entscheidend für die Übertragung von HIV ist das Eindringen infizierter Körperflüssigkeiten in die Blutbahn. Der Hauptübertragungsweg für HIV ist der Geschlechtsverkehr. Die Transmission von HIV wird bei homosexuellem und heterosexuellem Geschlechtsverkehr beobachtet. Die Übertragung des Virus bei der artefiziellen Insemination mit Sperma HIV-infizierter Spender wurde ebenfalls beschrieben. Das Risiko der HIV-Übertragung besteht auch bei parenteraler Exposition gegen infiziertes Blut. Eine solche Exposition findet statt bei der gemeinsamen Benutzung von mit Blut verunreinigten Injektionsnadeln durch intravenös Drogenabhängige und bei der therapeutischen Verabreichung von HIV-kontaminierten Blutkonserven oder Blutderivaten (Gerinnungsfaktoren, Zellkonzentrate, Blutplasma). In einigen Fällen wurde eine Übertragung auch nach Transplantation von Organen HIV-infizierter Spender beobachtet. Einen weiteren gut dokumentierten Übertragungsweg stellt die Verbreitung des Virus von infizierten Müttern auf ihre Kinder dar. Diese intrauterin oder perinatal stattfindende Übertragung ist Ursache für die überwiegende Mehrheit der pädiatrischen AIDS-Erkrankungen. Nach den gegenwärtig verfügbaren Erkenntnissen können praktisch alle ausreichend untersuchten AIDS-Erkrankungsfälle einem der oben beschriebenen Übertragungswege zugeordnet werden. Vereinzelt diskutierte zusätzliche Expositionsrisiken spielen für die Ausbreitung der HIV-Infektion keine Rolle.

Tabelle 6.**1** Übertragungswege des HIV

Perkutan	i.v. Drogenabusus, Bluttransfusion, Nadelstichverletzung
Sexuell	homosexueller, heterosexueller Geschlechtsverkehr
Diaplazentar	intrauterine, perinatale Infektion

HIV-Infektionen sind inzwischen weltweit verbreitet. Ablesbar ist die Verbreitung des HIV gegenwärtig nur an den aus verschiedenen Weltregionen gemeldeten AIDS-Erkrankungen. AIDS-Fälle wurden aus 160 Mitgliedsländern an die Weltgesundheitsorganisation berichtet. Nach dem Stand vom 31. 12. 1990 waren der internationalen Behörde insgesamt 323379 AIDS-Erkrankungen gemeldet worden. Der Großteil der Meldungen stammt nach wie vor aus den Vereinigten Staaten. Bis zum 31. 12. 1990 wurden 156910 AIDS-Erkrankungen an die Centers for Disease Control in Atlanta gemeldet. Mehr als die Hälfte der AIDS-Erkrankungen wurden in nur drei Staaten der USA (New York, Kalifornien, Florida) beobachtet. Die Zeitintervalle bis zur Verdopplung der Fallzahlen betrugen in den Jahren 1981 bis 1984 zwischen 4 und 8 Monaten. In der zweiten Hälfte der 80er Jahre fand eine schrittweise Verlängerung dieser Zeitintervalle auf zunächst 12 Monate und gegenwärtig mehr als 24 Monate statt. Bis zum Ende des Jahres 1990 waren 100777 (64%) der 156910 in den USA gemeldeten AIDS-Patienten verstorben.

91% der bei erwachsenen Personen registrierten AIDS-Erkrankungen traten bei Männern auf. Führende Risikogruppe sind in den USA nach wie vor homo- oder bisexuelle Männer, die 68% der AIDS-Patienten umfassen (Tab. 6.**2**). Der Anteil der intravenös Drogenabhängigen hat sich in den letzten Jahren stetig auf gegenwärtig 20% erhöht. In dieser Risikogruppe befinden sich auch mehr als die Hälfte der von AIDS-Erkrankungen betroffenen Frauen. Patienten mit Hämophilie oder anderen Störungen des Gerinnungssystems sind mit

Tabelle 6.**2** AIDS in den USA, der Bundesrepublik Deutschland, der Schweiz und Österreich (Verteilung nach Infektionsrisiko)

Risikogruppe	Prozentualer Anteil der AIDS-Patienten			
	USA	Deutschland	Schweiz	Österreich
Homo- oder bisexuelle Männer	68%	70%	48%	50%
Intravenös Drogenabhängige	20%	13%	34%	26%
Hämophiliepatienten	1%	5%	0,6%	7%
Empfänger von Blut oder Blutderivaten	3%	2%	1,4%	2%
Heterosexuelle Kontaktpersonen	4%	3%	12%	4%
Prä- oder perinatale Übertragung	1%	1%	2%	2%
Unbekannt	3%	6%	2%	9%

1% an den gemeldeten AIDS-Fällen beteiligt. Bei 3% der AIDS-Erkrankungen wird als Risiko eine Bluttransfusion oder die Verabreichung von Blutderivaten angegeben. Ebenfalls 3% der erwachsenen AIDS-Patienten in den USA lassen sich als heterosexuelle Kontaktpersonen von Angehörigen der vorher genannten Risikogruppen identifizieren. Bei rund 3% der AIDS-Patienten in den USA ist das Expositionsrisiko mangels ausreichender Informationen nicht feststellbar.

In den *USA* waren bis Ende des Jahres 1990 insgesamt 1883 AIDS-Erkrankungen bei unter 13 Jahren alten Kindern gemeldet. Bei 78% der AIDS-Fälle bei Kindern wird die intrauterine oder perinatale Übertragung des Virus von HIV-infizierten Müttern als Infektionsquelle angenommen. 13% der an AIDS erkrankten Kinder sind Empfänger von Bluttransfusionen; 6% sind Hämophiliepatienten. Bei 4% der pädiatrischen AIDS-Patienten ist eine Risikogruppenzugehörigkeit nicht eruierbar.

Opportunistische Infektionskrankheiten sind in den USA die weitaus häufigste klinische Erstmanifestation der AIDS-Erkrankung. Bei 60% der erkrankten Personen war eine Pneumocystis-carinii-Pneumonie für die Diagnosestellung verantwortlich. Bei weiteren 31% der AIDS-Patienten wurden andere opportunistische Erreger von Infektionskrankheiten als Hinweis auf eine AIDS-Erkrankung gefunden. Das Kaposi-Sarkom wird nur bei 9% der gemeldeten AIDS-Fälle in den USA als Erstmanifestation beobachtet.

Hohe AIDS-Erkrankungszahlen wurden auch aus anderen Ländern des amerikanischen Kontinents, vor allem aus dem *karibischen Raum* und *Brasilien*, gemeldet. Die weite Verbreitung der AIDS-Erkrankung in den Staaten der Karibik wurde zuerst durch Beobachtungen an haitianischen Einwanderern in die USA gesichert. Ungewöhnlich an diesen Beobachtungen war die nahezu gleich hohe Erkrankungsprävalenz bei Männern und Frauen. Nach den vorliegenden Erkenntnissen sind sowohl intravenöser Drogenmißbrauch als auch homosexuelle Beziehungen in den Ländern der Karibik eher selten. Der vorherrschende Verbreitungsweg des HIV scheint hier der heterosexuelle Geschlechtsverkehr zu sein. Daneben kommt als Übertragungsweg – wie auch bei haitianischen Immigranten häufig beobachtet – die vertikale intrauterine Transmission des HIV von infizierten Müttern auf ihre ungeborenen Kinder in Frage. Auch traditionelle Skarifikationspraktiken und die Benutzung von ungenügend sterilisierten medizinischen oder zahnmedizinischen Instrumenten können zur gleichartigen Exposition von Männern und Frauen gegen HIV-Infektionen beitragen.

Ähnliche epidemiologische Verhältnisse wie in der Karibik werden im *zentralafrikanischen Raum* angetroffen. Auch hier wurden die ersten AIDS-Erkrankungen bei Einwanderern in verschiedenen europäischen Ländern, vor allem in Belgien und Frankreich, bekannt. Daraufhin durchgeführte Pilotuntersuchungen in mehreren zentralafrikanischen Staaten (Zaire, Ruanda, Burundi, Uganda, Tansania, Kenia) bestätigten den Verdacht auf eine weite Verbreitung der AIDS-Erkrankung. Untersuchungen an Blutspendern aus dieser Region zeigten, daß HIV-Infektionsraten zwischen 8 und 20% gefunden werden. Bis zum 31. 12. 1990 waren der Weltgesundheitsorganisation nahezu 85000 AIDS-Fälle aus afrikanischen Ländern gemeldet worden. Mit einer hohen Dunkelziffer von AIDS-Erkrankungen durch unzureichende Erfassung muß gerechnet werden. Die Situation der AIDS-Epidemiologie in Zentralafrika ist bisher nur in Ansätzen bekannt und in ihrem vollen Ausmaß nicht überschaubar.

Mit der Erfassung von AIDS-Erkrankungen in der *Bundesrepublik* wurde 1982 durch eine Arbeitsgruppe am Bundesgesundheitsamt begonnen. Die Grundzüge der epidemiologischen Situation zeigen große Ähnlichkeit mit der Entwicklung in den USA. Insgesamt wurden bis zum 31. 12. 1990 5612 AIDS-Erkrankungen an das Bundesgesundheitsamt gemeldet. Die Fallzahlen zeigten in den Anfangsjahren der Erfassung (1982–1985) eine Verdoppelung innerhalb von 6–8 Monaten. Seit 1986 nimmt der Zeitraum bis zur Verdopplung der Fallzahlen stetig zu. Die zunächst für 1986 und 1987 10–13 Monate betragende Periode hat sich 1990 auf über 24 Monate verlängert. Bis zum 31. 12. 1990 waren 2615 (47%) der 5612 gemeldeten AIDS-Patienten verstorben.

Auch in der Bundesrepublik sind von AIDS-Erkrankungen überwiegend Männer betroffen. Der Anteil männlicher Patienten beträgt 9 Jahre nach Beginn der statistischen Erfassung immer noch mehr als 90%. Die Aufgliederung nach Infektionsrisikogruppen zeigt Gemeinsamkeiten mit der in den USA beobachteten Verteilung. 70% der Erkrankten sind homosexuelle oder bisexuelle Männer (Tab. 6.**2**). Der Anteil der intravenös Drogenabhängigen hat in den letzten Jahren leicht zugenommen und beträgt inzwischen 13%. In dieser Risikogruppe findet sich auch die Mehrzahl der von AIDS-Erkrankungen betroffenen Frauen. Patienten mit einer verminderten Bildung von Gerinnungsfaktoren (Hämophilie) sind mit 5% an den registrierten AIDS-Fällen beteiligt. Empfänger von Blutkonserven oder Blutderivaten stellen 2% der AIDS-Erkrankungen. Heterosexuelle Kontaktpersonen von oben genannten Risikogruppenangehörigen (homosexuelle Männer, intravenös Drogenabhängige, Hämophiliepatienten, Empfänger von Blut oder Blutprodukten) umfassen 2% der gemeldeten AIDS-Erkrankungen. Die intrauterine oder perinatale Übertragung des Virus von infizierten Müttern auf ihre Kinder kann bei 1% der AIDS-Erkrankungen als Infektionsmodus identifiziert werden. Bei rund 6% der registrierten AIDS-Erkrankten kann meist mangels ausreichender Angaben das Expositionsrisiko nicht eruiert werden.

Die Erkrankungsgipfel finden sich für AIDS-erkrankte Männer bei den 30- bis 49jährigen, für Frauen in der Altersgruppe der 20- bis 39jährigen.

Die häufigste Manifestation des AIDS-Vollbildes ist die Erkrankung an Infektionen mit opportunistischen Erregern. Diese sekundären Infektionskrankheiten sind bei mehr als 70% der AIDS-Patienten für die Diagnosestellung verantwortlich. Das Kaposi-Sarkom oder andere Malignome werden nur bei 16% der Erkrankten als klinische Erstsymptomatik beobachtet. Neurologische Erkrankungssymptome wurden bei etwa 3% der gemeldeten Patienten als erster Hinweis auf eine AIDS-Erkrankung gefunden. Das Auftreten von opportunistischen Infektionen hat entscheidenden Einfluß auf den Verlauf der AIDS-Erkrankung. Sekundäre Infektionskrankheiten sind verantwortlich für die hohe Letalität der AIDS-Patienten. Die mittlere Überlebenszeit der an AIDS erkrankten Personen beträgt nach Diagnosestellung weniger als 2 Jahre.

Die Erfassung der an AIDS erkrankten Patienten vermag wesentliche epidemiologische Aussagen zu liefern. Sie gibt jedoch keinen Aufschluß über die gegenwärtig anzutreffende HIV-Durchseuchung. Der extrem lange Zeitabstand von etwa 10 Jahren zwischen der HIV-

Infektion und dem Auftreten der AIDS-Symptomatik bringt es mit sich, daß die heute erkannten AIDS-Erkrankungen den Stand der HIV-Durchseuchung gegen Ende der 70er Jahre widerspiegeln. Für eine Beurteilung der gegenwärtigen HIV-Ausbreitung muß eine Erfassung der noch symptomfreien Virusträger durchgeführt werden. Der Versuch einer solchen Erfassung wurde in der Bundesrepublik mit der Einführung einer anonymisierten Laborberichtspflicht zum 1. 10. 1987 eingeleitet. Nach der gesetzlichen Verordnung mußten bestätigt positive Befunde für Anti-HIV rückwirkend zum 1. 1. 1987 von den Laboratorien an die Deutsche Vereinigung zur Bekämpfung der Viruskrankheiten gemeldet werden. Bis zum 31. 12. 1990 wurden insgesamt 42648 bestätigte positive HIV-1-Infektionen und 96 HIV-2-Infektionen registriert. Die Erfassung der HIV-Infektionen förderte einige interessante Aspekte zutage. Bei den HIV-Antikörper-positiven Männern zeigte sich eine asymmetrische Altersverteilung mit einem größeren Prozentsatz HIV-infizierter Männer in höherem Alter. Bei den Frauen fand sich dagegen ein schmaler Häufigkeitsgipfel und eine annähernd symmetrische Altersverteilung. Diese Beobachtung weist darauf hin, daß die HIV-Durchseuchung der weiblichen Bevölkerung erst vor wenigen Jahren in nennenwertem Umfang begonnen hat. Bei den Männern hat sich im Gegensatz dazu das HIV schon in den 70er Jahren ausgebreitet, und die damals Infizierten finden sich heute in höheren Altersgruppen. Für eine zunehmende HIV-Infektionsrate bei Frauen spricht auch, daß sie mit 16% an der Gesamtzahl der Infizierten, aber nur mit 7,6% an den gemeldeten AIDS-Erkrankungen beteiligt sind.

Das Verfahren zur Erfassung von bestätigt positiven HIV-Infektionen ist in manchen Punkten sicher noch verbesserungsfähig. Dies betrifft vor allem das Problem der Doppelmeldungen. Bei Einführung der Laborberichtspflicht wurde aus Datenschutzgründen auf ein Kodierungssystem zum Ausschluß von Doppelmeldungen verzichtet. Dieser Ausschluß kann bisher nur durch Abgleich der Meldedaten zu Geschlecht, Alter und den Anfangsziffern der Postleitzahl durchgeführt werden. Mit einer zunehmenden Zahl von HIV-Infizierten wird dieser Abgleich unzuverlässig, weil immer mehr Meldungen von Anti-HIV-positiven Personen gleichen Geschlechts, gleichen Alters und aus dem gleichen Wohnort eingehen. Es wird daher erwogen, unter Wahrung der Anonymität ein sicheres Kodierungsverfahren zum Ausschluß von Doppelmeldungen für die HIV-Laborberichte einzuführen. Die Laborberichtspflicht hat interessante Aufschlüsse über die Epidemiologie von HIV-Infektionen in der Bundesrepublik gebracht. Ein Nachteil dieses Erfassungsverfahrens besteht jedoch darin, daß nur Untersuchungsergebnisse von Personen ausgewertet werden können, die sich freiwillig einem Anti-HIV-Test unterzogen haben. Bessere epidemiologische Aussagen wären durch unselektionierte Untersuchungen möglich. Bei diesen Verfahren werden Blutproben, die zu einem anderen Zweck (z.B. klinisch-chemische Untersuchungen bei Krankenhauspatienten) entnommen wurden, anonym auf das Vorhandensein von HIV-Antikörpern geprüft. Das nicht durch Selbstselektion der Testpersonen beeinträchtigte „anonymous unlinked testing" kann zuverlässige Daten über die HIV-Durchseuchung der Bevölkerung liefern. Mit umfangreichen Studien in mehreren Regionen der USA, in Großbritannien und in Schweden wurde inzwischen begonnen. Auch in der Bundesrepublik wird die Durchführung unselektionierter Untersuchungen von Epidemiologien und Virologen mit Nachdruck gefordert, um gesicherte Erkenntnisse über die Wirksamkeit der eingeleiteten AIDS-Bekämpfungsmaßnahmen zu erhalten.

In *Österreich* wurde dem Bundeskanzleramt bis zum 31. 12. 1990 insgesamt 504 AIDS-Erkrankungen gemeldet. Der Anteil männlicher AIDS-Patienten an der Gesamtzahl der Meldungen beträgt 87%. Die Aufgliederung der AIDS-Patienten nach Risikogruppen zeigt, daß ähnlich wie in anderen mitteleuropäischen Ländern hauptsächlich homo- oder bisexuelle Männer von AIDS-Erkrankungen betroffen sind (Tab. 6.**2**). Der Anteil dieser Risikogruppe ist mit 50% jedoch deutlich geringer als in der Bundesrepublik. Wesentlich höher als in Deutschland ist in Österreich dagegen der Anteil der intravenös Drogenabhän-

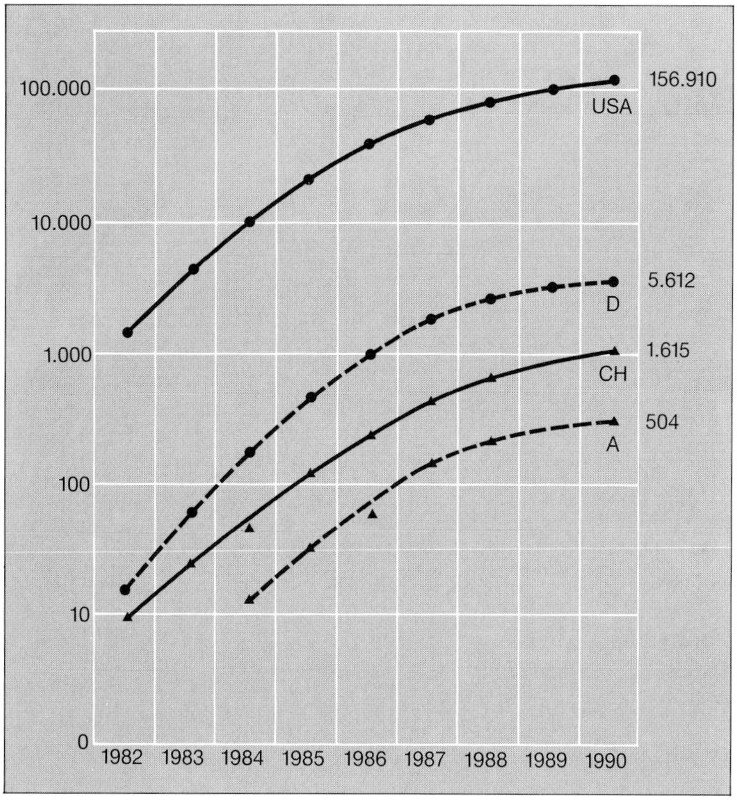

6.**1** Entwicklung der AIDS-Epidemiologie in den USA, Deutschland, der Schweiz und Österreich. Nach zunächst steilem Anstieg der gemeldeten Erkrankungen hat sich die Zunahme der Fallzahlen in den letzten Jahren deutlich verringert.

gigen. Diese Risikogruppe umfaßt 26% der AIDS-Erkrankten. Hämophiliepatienten sind mit etwa 7% an den registrierten AIDS-Fällen beteiligt. Rund 3% der AIDS-Erkrankten in Österreich sind Empfänger von Bluttransfusionen. Etwa 5% der gemeldeten AIDS-Erkrankungen traten bei heterosexuellen Kontaktpersonen von Angehörigen der primären Risikogruppen auf. Bei nahezu 10% der registrierten AIDS-Erkrankungen war ein Expositionsrisiko nicht erhebbar.

Männliche AIDS-Patienten sind gleichmäßig über die Altersgruppen der 20- bis 29jährigen, 30- bis 39jährigen und 40- bis 49jährigen verteilt. Bei AIDS-erkrankten Frauen findet sich dagegen ein schmaler Erkrankungsgipfel in der Altersgruppe der 20- bis 29jährigen.

Auch in Österreich wird seit 1986 der Versuch unternommen, nicht nur AIDS-Erkrankungen, sondern auch HIV-Infektionen zu erfassen. Ähnlich wie in der Bundesrepublik werden bestätigt positive HIV-Antikörper-Befunde mittels anonymer Fragebögen zentral an das Institut für Virologie der Universität Wien gemeldet. Bis zum 31. 12. 1990 wurden insgesamt 3373 serologisch gesicherte HIV-Infektionen in Österreich registriert. Ebenso wie in der Bundesrepublik wird auch in Österreich ein zunehmender Anteil von HIV-infizierten Frauen beobachtet.

In der *Schweiz* wurden dem Bundesamt für Gesundheitswesen bis zum 31. 12. 1990 insgesamt 1615 AIDS-Erkrankungen gemeldet. Männliche AIDS-Patienten hatten einen Anteil von 82% an der Gesamtzahl der Meldungen. Die Aufgliederung nach Risikogruppen zeigt, daß hauptsächlich homo- oder bisexuelle Männer von AIDS-Erkrankungen betroffen sind. Ähnlich wie im Nachbarland Österreich ist der Anteil dieser Risikogruppe mit 48% jedoch deutlich geringer als in der Bundesrepublik und den USA. Wiederum analog zur epidemiologischen Situation in Österreich ist der Anteil der intravenös Drogenabhängigen mit 34% wesentlich höher als in Deutschland. Heterosexuelle Kontaktpersonen von Risikogruppenangehörigen umfassen 12% der gemeldeten AIDS-Erkrankungen. Hämophiliepatienten sind mit 0,6% und Empfänger von Bluttransfusionen mit 1,4% an den registrierten AIDS-Fällen beteiligt. 2% der in der Schweiz gemeldeten AIDS-Erkrankungen traten bei Kindern auf. Bei 2% der registrierten AIDS-Erkrankungen war eine Zuordnung zu bestimmten Risikogruppen nicht möglich.

Die Erkrankungsgipfel für männliche AIDS-Patienten finden sich in der Altersgruppe der 30- bis 35jährigen, für weibliche AIDS-Erkrankte dagegen in der Altersgruppe der 25- bis 30jährigen.

Die häufigste Erstmanifestation der AIDS-Erkrankungen waren Infektionen mit opportunistischen Erregern (70% der Patienten), vor allem Infektionen mit Pneumocystis carinii. Bei 19% der Patienten manifestierte sich die AIDS-Erkrankung zuerst durch das Auftreten des Kaposi-Sarkoms, bei 11% wurden andere Erstmanifestationen beobachtet.

Auch in der Schweiz werden seit 1985 bestätigt positive HIV-Infektionen durch Labormeldungen erfaßt. Bis zum 31. 12. 1990 waren insgesamt 12839 serologisch gesicherte HIV-Infektionen in der Schweiz registriert. Bei 7894 Personen waren ausreichende Angaben zu Geschlecht und Alter verfügbar. Frauen waren mit 29% an den gemeldeten HIV-Infektionen beteiligt. Die Infektionsgipfel fanden sich in der Altersgruppe der 20- bis 25jährigen weiblichen Personen. Ähnlich wie in der Bundesrepublik und Österreich muß auch in der Schweiz mit einer deutlichen Zunahme von AIDS-Erkrankungen bei Frauen in den nächsten 10 Jahren gerechnet werden.

Zusammenfassung

HIV-Infektionen sind weltweit verbreitet. Inzwischen sind der Weltgesundheitsorganisation mehr als 300000 AIDS-Erkrankungen gemeldet worden. Der Großteil der Meldungen stammt vom amerikanischen Kontinent (USA, Brasilien, Karibik). Die Grundzüge der epidemiologischen Situation in Deutschland zeigen große Ähnlichkeit mit der Entwicklung in den Vereinigten Staaten. Inzwischen wurden mehr als 5000 AIDS-Erkrankungen an das Bundesgesundheitsamt gemeldet. 90% der Erkrankten sind Männer. Als Hauptrisikogruppen gelten homo- oder bisexuelle Männer, intravenös Drogenabhängige, Hämophiliepatienten, heterosexuelle Kontaktpersonen von HIV-Infizierten, Empfänger von Blut oder Blutderivaten und perinatal infizierte Kinder. Weiter wurden im Rahmen der seit 1987 bestehenden Laborberichtspflicht mehr als 40000 serologisch bestätigte HIV-Infektionen an das Bundesgesundheitsamt gemeldet.

7 Therapie

Therapeutische Maßnahmen bei HIV-infizierten Patienten verfolgen im wesentlichen drei strategische Ziele: Einmal gilt es, sekundäre opportunistische Infektionskrankheiten rechtzeitig zu erkennen, adäquat zu behandeln und möglicherweise eine langdauernde Rezidivprophylaxe durchzuführen. Das zweite Ziel besteht in dem Versuch eines direkten Eingriffs in den HIV-Vermehrungsprozeß. Schließlich wird eine zumindest partielle Korrektur der Funktionsdefekte der Immunabwehr durch immunstimulierende Substanzen angestrebt.

Schon mit der Entdeckung des HIV als kausalem Agens von AIDS begannen erste Überlegungen zu Ansatzpunkten für eine spezifisch gegen die HIV-Vermehrung gerichtete Therapie. Therapeutische Ansatzpunkte ergeben sich in verschiedenen Stadien des HIV-Replikationszyklus (Tab. 7.**1**). Der erste Schritt bei der Infektion der Zielzelle ist die Anheftung des HIV über das Hüllprotein gp 120 an CD4-Moleküle an der Zelloberfläche. Diese Bindung kann in vitro durch Antikörper gegen CD4 verhindert werden. Der Bindungsvorgang kann experimentell auch durch gentechnologisch hergestellte freie CD4-Oligopeptide blockiert werden, die sich an HIV-Hüllprotein anheften und damit das Andocken an zellständige CD4-Moleküle verhindern. Nach dem Eintritt von HIV in die Zielzelle verliert das Virus seine Proteinhülle und setzt virale RNA ins Zytoplasma frei. Der Prozeß des „uncoating" kann bei anderen Viren (z. B. Influenzavirus) durch Chemotherapeutika (Amantadin) behindert werden. Nach dem Uncoating tritt die reverse Transcriptase in Aktion, um eine DNA-Kopie der viralen RNA herzustellen und damit die Integration in Wirtszell-DNA vorzubereiten. Die Enzymaktivität ist essentiell für die Virusvermehrung und kann zusätzlich als spezifische virale Funktion beschrieben werden. Die Hemmung der Reverse-Transcriptase-Aktivität steht daher wie unten diskutiert im Mittelpunkt gegenwärtiger Bemühungen zur Etablierung einer antiviralen Therapie bei AIDS-Patienten.

Ein weiterer möglicher Angriffspunkt im HIV-Replikationszyklus besteht in der Hemmung der Integration der viralen DNA-Kopie ins Wirtszellgenom. Transkription der proviralen DNA in Boten-RNA und Translation der Boten-RNA in HIV-Proteine sind Stadien der HIV-Replikation, die analog zu anderen Viren durch Ribavirin gehemmt werden könnten. Die Bildung von HIV-Proteinen steht unter der Kontrolle von mindestens zwei viralen Genen, die als „tat" und „rev" beschrieben werden. Zukünftige Strategien bei der antiviralen Therapie werden daher auch Versuche zur Funktionshemmung dieser HIV-Regulatorge-

Tabelle 7.**1** Ansatzpunkte für HIV-spezifische therapeutische Maßnahmen

HIV-Vermehrungsstadium	Mögliche Therapie
Rezeptorbindung	Antikörper gegen CD4, freie CD4-Moleküle
Penetration und „uncoating"	Hemmsubstanzen des „uncoating"
Transkription viraler RNA und DNA	Reverse-Transcriptase-Hemmer (Dideoxynucleoside, Foscarnet)
Integration der Provirus-DNA ind Wirtszellgenom	Hemmsubstanz der viralen Integrase
Translation der RNA	Inhibition der viralen tat- oder rev-Gene
Zusammenbau der Viruskomponenten	Hemmsubstanzen der Proteasen oder Glykosilierung
Ausschleusung des Virus aus der Zelle	Interferone

ne umfassen. Die Endstadien der HIV-Vermehrung schließen Umwandlungsvorgänge an Virusproteinen durch Einwirkung von Proteasen und enzymgesteuerte Glykosilierungsschritte mit ein. Auch diese Replikationsschritte können ebenso wie der Ausschleusungsprozeß des reifen Virus aus der Zelle theoretisch durch spezifische Inhibitoren gehemmt werden.

Klinische Untersuchungen zu spezifischer antiviraler Therapie bei HIV-Infizierten sind bisher nur mit verschiedenen Hemmsubstanzen der reversen Transcriptase durchgeführt worden. Die zentrale Rolle diese Enzyms im Vermehrungszyklus des HIV bietet den besten Ansatzpunkt für eine effektive Unterbrechung der HIV-Replikation bei gleichzeitiger Schonung zellulärer Funktionen. Erste Pilotuntersuchungen an AIDS-Patienten wurden mit dem Einsatz von Suramin 1984 begonnen. Suramin wurde ursprünglich als Wirksubstanz gegen verschiedene parasitäre Infektionskrankheiten (afrikanische Trypanosomiasis, Onchozerkiasis) entwickelt. Schon 1979 wurde die Hemmwirkung von Suramin auf die reverse Transcriptase verschiedener tierischer Retroviren beschrieben. Größeres Interesse fand die Substanz erst mit der Klärung der HIV-Ätiologie des AIDS. In-vitro-Experimente zeigten, daß Suramin CD4-positive Zellen vor den zytopathischen Effekten des HIV schützt und die HIV-Replikation in infizierten Zellen hemmt. Die Wirkung des Suramins war auf eine Hemmung der Reverse-Transcriptase-Aktivität zurückzuführen. Die Hemmwirkung auf die Enzymaktivität war auch bei In-vivo-Applikation von Suramin an AIDS-Patienten nachweisbar. Die Lebensqualität der behandelten Patienten wurde jedoch nicht verbessert. Die Nebenwirkungen der Suramintherapie waren in vielen Fällen so schwerwiegend, daß ein frühzeitiger Abbruch der Behandlung notwendig war. Die schlechte Verträglichkeit von Suramin macht den Langzeiteinsatz dieses Therapeutikums unmöglich. Bei der intensiven Suche nach wirksamen, aber besser verträglichen Hemmsubstanzen der reversen Transcriptase stieß man auf die Substanzgruppe der Dideoxynucleoside. Manche Vertreter dieser Gruppe erwiesen sich als potente Hemmsubstanzen der HIV-Replikation in vitro. Dideoxynucleoside unterscheiden sich von den normalen Substraten der Nucleinsäuresynthese, den Deoxynucleosiden, durch eine geringe Strukturveränderung, die die Ausbildung von Phosphodiesterbrücken verhindert. Einige Dideoxynucleoside werden durch zelluläre Kinase in 5'-Triphosphat-Formen übergeführt. Diese phosphorylierten Nucleoside führen zum Kettenabriß bei der HIV-DNA-Synthese. Beim Einbau der phosphorylierten Nucleoside ans Ende einer wachsenden DNA-Kette unter dem Einfluß der reversen Transcriptase können keine weiteren 3'-5'-Phosphodiester-Brücken mehr zustande kommen. Es können keine vollständigen DNA-Kopien der HIV-RNA hergestellt werden, die zur Integration ins Wirtszellgenom befähigt wären. Die HIV-spezifische reverse Transcriptase besitzt eine wesentlich höhere Empfindlichkeit gegen die inhibitorische Wirkung phosphorylierter Nucleoside als zelluläre DNA-Polymerase. Dies erklärt die hochselektive Antiretrovirusaktivität der Hemmsubstanzen.

In-vitro-Untersuchungen zeigten, daß zwei Vertreter der Dideoxynucleoside besonders starke Hemmwirkung auf die HIV-Replikation ausüben: 3′-Azido-3′-deoxythymidin (AZT) und 2′,3′-Dideoxycytidin (ddC). Mit *AZT* sind inzwischen eine Vielzahl von klinischen Studien durchgeführt worden. Entscheidend für die Beurteilung der Wirksamkeit von AZT bei AIDS-Patienten war eine 1987 berichtete plazebokontrollierte Doppelblindstudie in den Vereinigten Staaten. 145 Patienten erhielten AZT, 137 Patienten erhielten Plazebo. Die Behandlungsdauer war ursprünglich auf 6 Monate festgesetzt. Zwischenzeitlich erhobene Resultate führten jedoch zum vorzeitigen Abbruch der Untersuchungen. Bei Studienabbruch waren 19 von 137 Patienten der Plazebogruppe, aber nur einer von 145 der mit AZT behandelten Patienten verstorben. Nach der Beendigung der Studie wurde auch den Patienten der Plazebogruppe die Behandlung mit AZT angeboten. 9 Monate nach Beginn der Studie wurde bei den ursprünglich mit AZT therapierten Patienten eine Mortalitätsrate von 6,2% beobachtet. Bei den ursprünglich mit Plazebo und später für kurze Zeit mit

AZT behandelten Patienten betrug die Mortalitätsrate 39,3%. Die Verabreichung von AZT war daher über den Beobachtungszeitraum von 9 Monaten mit einer Senkung der Mortalitätsrate um das Sechsfache verbunden. Der Behandlungserfolg war mit verschiedenen Faktoren verknüpft. Bei AZT-behandelten Patienten traten signifikant seltener lebensbedrohliche Infektionen mit opportunistischen Erregern auf. Sie wiesen außerdem eine leichten Anstieg der CD4-positiven T-Lymphozyten im peripheren Blut und eine Steigerung der Reaktion auf Hauttestantigene auf. Zumindest in der Frühphase der AZT-Verabreichung war eine deutliche Besserung des klinischen Zustands und eine Gewichtszunahme feststellbar. Trotz dieser inzwischen durch eine Vielzahl anderer Untersucher bestätigten günstigen Wirkung auf den klinischen Verlauf der HIV-Infektion unterliegt die Therapie mit AZT einer Reihe von Einschränkungen. AZT übt einen stark suppressiven Effekt auf das hämopoetische System aus. Diese Knochenmarksuppression manifestiert sich an einem deutlichen Abfall der Hämoglobinspiegel und an einem ausgeprägten Mangel neutrophiler Granulozyten. Die toxische Wirkung auf das blutbildende System wird bei mindestens 30% der mit AZT behandelten Patienten beobachtet und macht entweder transfusionsmedizinische Maßnahmen, Dosisreduktionen oder sogar den Therapieabbruch erforderlich.

Große Hoffnungen wurden auf einen weiteren Vertreter aus der Gruppe der Dideoxynucleoside, das 2′,3′-Dideoxycytidin (ddC), gesetzt. Diese Substanz besaß in vitro eine etwa 10mal stärkere Hemmwirkung auf die HIV-Replikation als AZT. Erste klinische Prüfungen mit *ddC* an AIDS-Patienten zeigten, daß das Nucleosid bei oraler Verabreichung ausreichende virustatische Spiegel im Serum erreicht und die Blut-Liquor-Barriere überwindet. Zumindest vorübergehend war bei den Patienten ein Abfall der HIV-Antigen-Konzentration im Serum, eine Zunahme der CD4-positiven T-Lymphozyten und eine geringfügige Besserung der Hauttestreaktivität zu beobachten. Überraschenderweise unterschied sich das Toxizitätsprofil von ddC deutlich von den bei AZT-Behandlung beobachteten Nebenwirkungen. Im Vordergrund standen hierbei vor allem Hautexantheme und neurologische Symptome. Bei mehr als der Hälfte der für mehr als 6 Wochen mit ddC behandelten Patienten trat eine sensomotorische periphere Neuropathie auf. Die Neuropathie war zunächst durch schmerzhafte Parästhesien gekennzeichnet. Später entwickelte sich eine eingeschränkte Wahrnehmung von leichter Berührung, Temperaturveränderungen und Vibration; in schweren Fällen zeigte sich ein völliger Sensibilitätsverlust. Elektrophysiologische Untersuchungen waren vereinbar mit dem Vorliegen von axonalen Degenerationen. Bei etwa 30% der mit ddC behandelten Patienten war das Auftreten von schweren neurologischen Nebenwirkungen Anlaß zum Therapieabbruch.

Bei einigen wenigen AIDS-Patienten wurde der therapeutische Nutzen von *Foscarnet* geprüft. Foscarnet ist ebenfalls eine Hemmsubstanz der reversen Transcriptase. Im Gegensatz zu den Dideoxynucleosiden, die oral und parenteral verabreicht werden können, kann Foscarnet nur intravenös appliziert werden und ist daher für eine Langzeittherapie nicht geeignet. Die intravenöse Therapie mit Foscarnet über 4 Wochen führte zu einer Hemmung der HIV-Replikation in vivo, die an einem Abfall der HIV-Antigen-Spiegel im Serum ablesbar war. Da Foscarnet gleichzeitig Aktivität gegen die Vermehrung des Zytomegalievirus besitzt, konnte bei einigen Patienten auch eine günstige Beeinflussung von zytomegalievirusassoziierten Retinitiden beobachtet werden.

Eine schon frühzeitig erwogene Möglichkeit der antiretroviralen Therapie betrifft den Einsatz von *Interferonen*. Interferone sind eine heterogene Gruppe körpereigener Glykoproteine, die als physiologische Antwort des Immunsystems auf eine Virusinfektion gebildet werden und die Ausbreitung des Erregers im Organismus begrenzen. Interferone besitzen ein breites Spektrum antiviraler Aktivität; die Hemmwirkung erstreckt sich auf praktisch alle humanpathogenen RNA- und DNA-Viren. In-vitro-Untersuchungen zeigten, daß therapeutisch erreichbare Konzentrationen von α-Interferon (IFN) die Vermehrung des HIV deutlich hemmen. Da Interferone zusätzlich das Wachstum von malignen Zellen in vitro und in vivo inhibieren, wurde mit Pilotstudien zur Interferontherapie bei AIDS-Patienten mit Kaposi-Sarkom begonnen. Für die klinischen Studien wurde gentechnologisch gewonnenes, rekombinantes IFN α eingesetzt. Bei den bisher abgeschlossenen Untersuchungen wurde bei 20–65% der behandelten AIDS-Patienten eine Verminderung der Tumorausdehnung erzielt. Bei einigen Patienten waren auch mit histologischen Kontrolluntersuchungen keine Kaposi-Sarkom-Zellen mehr nachweisbar. Patienten, die auf die IFN-Therapie ansprachen, tolerierten die Verabreichung von hohen Dosen des IFN α für Behandlungszeiten von mehr als 1 Jahr ohne wesentliche Beeinträchtigung des Allgemeinbefindens. Neben der antiproliferativen Aktivität auf das Tumorzellwachstum konnte ein therapieinduzierter Abfall der HIV-Antigen-Konzentration im Blut nachgewiesen werden. Der beobachtete antivirale Effekt des IFN wurde ausschließlich bei Patienten mit höheren Zahlen CD4-positiver Zellen gefunden. Der günstige Einfluß der IFN-Therapie beruhte also offensichtlich auf einer aktivitätssteigernden Wirkung auf zelluläre Elemente des Immunsystems. Dieses bekannte immunmodulatorische Wirkprinzip des IFN ergänzt die antivirale und antiproliferative Aktivität und begründet zusätzlich das Interesse am therapeutischen Einsatz dieser körpereigenen und damit gut verträglichen Substanz. Die Indikation zur IFN-Therapie kann auch aus dem Nachweis von Defekten der endogenen IFN-Bildung bei Patienten mit fortgeschrittenen Stadien der HIV-Infektion abgeleitet werden. Die exogene Substitution von IFN dient damit der Korrektur eines nachgewiesenen Defizits. Gegenwärtig laufende klinische Studien werden klären, ob die therapeutische Erfolgsrate bei AIDS-Patienten durch Kombinationsbehandlung mit IFN und Chemotherapeutika (vor allem AZT) gesteigert werden kann. Die Prüfung weiterer immunstimulierender Substanzen (IFN γ, Tumornekrosefaktor) ist ebenfalls vor kurzem begonnen worden.

Bei allen Versuchen zur spezifischen Therapie gegen HIV-Infektionen muß berücksichtigt werden, daß in das Wirtszellgenom integriertes Provirus von der Therapie unbeeinflußt bleibt. Integriertes Virus ist nur um den Preis des Absterbens der Zelle aus dem Organismus zu eliminieren. Die gegenwärtig angewandten therapeutischen Verfahren bewirken nur eine Suppression der HIV-Vermehrung, sie hemmen die Replikation durch blockierende Eingriffe in verschiedenen Stadien des Vermehrungszyklus. Nach Absetzen der Therapie wird dieser suppressive Effekt aufgehoben, zellintegriertes Virus wird aktiviert und ist damit zur Bildung von Nachkommen befähigt.

Da therapeutische Maßnahmen nicht kurativ wirken können, muß bei HIV-infizierten Patienten lebenslang eine Suppressionsbehandlung durchgeführt werden. Dies kann nur mit besser verträglichen Substanzen als den gegenwärtig verfügbaren erreicht werden.

Zusammenfassung

Die besten Erfolge bei den Versuchen zu einer HIV-spezifischen Therapie wurden mit Hemmsubstanzen der reversen Transcriptase, eines für die Virusvermehrung essentiellen Enzyms, erzielt. Die Hoffnungen richten sich dabei vor allem auf die Substanzgruppe der Dideoxynucleotide. Acidodeoxythymidin (AZT), Dideoxycytidin und Dideoxyinosin wurden bisher in zum Teil umfangreichen klinischen Studien geprüft. Die Behandlung erbrachte bei vielen Patienten eine deutliche Suppression der Virusreplikation, klinische Besserung und eine signifikante Verlängerung der Überlebenszeit. Die Therapie mit Dideoxynucleotiden war jedoch auch mit erheblichen Nebenwirkungen verbunden.

8 Immunprophylaxe

Der Aufklärung der Bevölkerung über die Natur des HIV und seine Übertragungswege und Ratschlägen zur Verhaltensänderung kommt bei der Eindämmung der HIV-Verbreitung entscheidende Bedeutung zu. Ein effizienter Schutz gegen HIV-Infektionen ist jedoch nur durch Impfmaßnahmen erreichbar. Ziel der aktiven Immunprophylaxe ist es, beim Impfling die Bildung von virusneutralisierenden Antikörpern hervorzurufen und damit eine langanhaltende Schutzwirkung zu erreichen. Nach der Isolierung und Charakterisierung des HIV 1 richteten sich große Hoffnungen auf die baldige Entwicklung eines Impfstoffs. Technische Möglichkeiten zur Züchtung des Virus in Zellkulturen oder zur Gewinnung von Proteinkomponenten auf gentechnologischem Weg waren vorhanden. Die wesentlichen Voraussetzungen für die Herstellung von Impfstoffen mit attenuiertem HIV, inaktiviertem HIV oder von Spaltimpfstoffen waren damit gegeben.

Impfstoffe mit attenuierten Viren, die sich ohne Auslösung von Krankheitserscheinungen im Impfling vermehren können, sind im allgemeinen sehr potente Vakzine. Sie sind bei Impfmaßnahmen im Kleinkindalter (Masern, Mumps, Röteln, Polio) breit im Einsatz. In ihrer Virulenz abgeschwächte, nichtzytopathische Varianten des HIV wurden in seltenen Fällen von infizierten Personen isoliert. Aussagen über die Stabilität dieser attenuierten HIV-Stämme sind bisher nicht möglich. Es ist durchaus vorstellbar, daß abgeschwächtes Lebendvirus im Organismus des Impflings zu zytopathischem Wildvirus rückmutiert. Geimpfte Personen wären dann in ähnlicher Weise wie natürlich Infizierte gefährdet, an HIV-induzierten Symptomen zu erkranken. Die Herstellung eines attenuierten Lebendimpfstoffs gegen HIV-Infektionen erscheint daher gegenwärtig nicht möglich.

Die Risiken der Verabreichung von Lebendvirusvakzinen können durch Inaktivierung des Impfvirus vermieden werden. Inaktivierte Virusimpfstoffe kommen als Alternative zur attenuierten Vakzine gegen Poliovirus- und Hepatitis-A-Virus-Infektionen zur Anwendung. Die Inaktivierung des HIV gelingt mit konventionellen chemischen Verfahren (Behandlung mit Formalin). Pilotuntersuchungen mit inaktivierten HIV-Impfstoffen sind bei empfänglichen Versuchstieren durchgeführt worden. Bei mit inaktivierten HIV-Vakzinen inokulierten Schimpansen wurde die Bildung von Antikörpern gegen HIV, vor allem gegen das externe Hüllprotein gp 120, beobachtet. Die zirkulierenden Antikörper boten jedoch nur selten Schutz der Versuchstiere gegen experimentelle Infektionen mit vermehrungsfähigem Wildtyp-HIV (Tab. 8.**1**).

Am intensivsten wurden bisher Spaltimpfstoffe gegen HIV-Infektionen untersucht. Analog zu den guten Erfolgen mit gentechnologisch hergestellten Hepatitis-B-Virus-Impfstoffen erhoffte man sich auch von rekombinanten HIV-Impfstoffen einen Durchbruch bei der Suche nach einer wirksamen Immunprophylaxe. Als Spaltimpfstoffe können mit geeigneten Expressionsvektoren hergestellte HIV-Proteine oder vollsynthetisch gewonnene Peptide

Tabelle 8.**1** Tierexperimentelle Prüfung von HIV-Impfstoffen

Impfantigen	Serokonversion	Protektion
Inaktiviertes HIV	ja	?
Rekombinantes HIV gp 120	ja	nein
Rekombinantes HIV gp 160	ja	nein
Synthetische Hüllproteinpeptide	ja	nein

genutzt werden. Die meisten bisher durchgeführten Untersuchungen befaßten sich mit rekombinanten HIV-Hüllproteinen. Teile des env-Gens wurden in bakterielle oder virale Vektoren kloniert. Besonderes Interesse fand die Klonierung von HIV-Hüllprotein in Vakziniavirus. Rekombiniertes Pockenimpfvirus kann sich im Organismus des Impflings vermehren und die Bildung von Antikörpern gegen den Vektor (Vakziniavirus) und die ins Genom eingeschleusten Fremdantigene (HIV-Hüllprotein) hervorrufen. Bei der experimentellen Prüfung rekombinanter HIV-Impfstoffe an Schimpansen wurden hohe Antikörperspiegel gegen Hüllproteine (gp 120, gp 160) induziert. Selbst hohe Konzentrationen von HIV-Antikörpern waren jedoch nicht in der Lage, die Versuchstiere gegen Challengeinfektionen mit HIV zu schützen. Ähnliche Beobachtungen ergaben sich auch nach Inokulation von synthetischen Peptiden, die bestimmten Epitopen des HIV-Hüllproteins entsprachen. Die bisherige Prüfung von HIV-Impfstoff-Kandidaten hat gezeigt, daß die immunogene, die Antikörperbildung anregende Fähigkeit der Vakzine ausgezeichnet ist. Ein protektiver Effekt gegen Infektionen mit Wildvirus konnte bei den bisher durchgeführten Primatenexperimenten jedoch nur in Einzelfällen beobachtet werden (Tab. 8.**1**).

Bei der Suche nach Gründen für den geringen Erfolg der Impfstoffprüfung liefern molekularbiologische Analysen wichtige Hinweise. Strukturvergleiche verschiedener HIV-Isolate zeigten, daß in keinem Fall identische Sequenzen für die gesamte Länge des env-Gens gefunden wurden. Vielmehr ergaben sich Strukturabweichungen von bis zu 30%. Diese starke Varianz der Hüllproteinstruktur fand sich nicht nur bei Vergleichen von Isolaten von verschiedenen Patienten, sondern auch bei Vergleichen verschiedener Isolate von ein und demselben Patienten. Eine ähnliche Varianz wird auch bei Infektionen mit einem anderen tierpathogenen Lentivirus, dem Visna-Maedi-Virus, beobachtet. In der Frühphase der Infektion gewonnene Seren reagieren mit frühen Virusisolaten, aber nicht mit in der Spätphase der Infektion isolierten Virusstämmen. Man nimmt an, daß unter dem Selektionsdruck gebildeter Antikörper ständig neue Virusvarianten auftreten, die sich durch ihre Strukturabweichungen dem neutralisierenden Effekt der Antikörper entziehen können.

Für die Immunprophylaxe gegen HIV-Infektionen bedeutet dies, daß die Suche nach konstanten und konservierten Strukturbereichen im env-Gen des Virus intensiv fortgesetzt werden muß.

Nur das Produkt eines in allen Varianten des HIV vorhandenen konservierten Genombereichs kommt als erfolgversprechendes Impfantigen in Frage. Diese schwierige Entwicklungsarbeit erfordert internationale Kooperation und engagierte Bemühungen qualifizierter Forschergruppen. Für die nahe Zukunft ist die Verfügbarkeit einer sicheren und wirksamen Impfprophylaxe gegen HIV-Infektionen nicht zu erwarten. Erst der Fortschritt der Entwicklungsarbeit wird zeigen können, ob die Herstellung eines HIV-Impfstoffs überhaupt möglich ist.

Zusammenfassung

Ein sicherer Schutz gegen HIV-Infektionen ist nur durch Impfmaßnahmen erreichbar. An der Entwicklung von HIV-Impfstoffen wird international mit hohem Einsatz gearbeitet. Die bisherigen Ergebnisse der experimentellen Prüfung von verschiedenen Vakzinen haben nur geringe Teilerfolge erbracht. Vor Ablauf der nächsten 10 Jahre ist daher nicht mit der Verfügbarkeit einer aktiven Immunprophylaxe gegen HIV-Infektionen zu rechnen.

9 Orale Manifestationen

(Tab. 9.**1**)

Tabelle 9.**1** Bisher beschriebene orale Manifestationen bei HIV-Infizierten (nach Schiødt u. Pindborg)

Pilzinfektionen
- Kandidiasis
- Histoplasmose
- Geotrichose

Bakterielle Infektionen

unspezifisch
- HIV-Gingivitis
- HIV-Parodontitis
- Exazerbation periapikaler Prozesse

spezifisch
- Mycobacterium avium intracellulare
- Klebsiella pneumoniae
- Enterobacter cloacae

Virale Infektionen
- herpetische Stomatitis
- Herpes zoster
- Windpocken
- Haarleukoplakie
- Papillome

Neoplasmen
- Kaposi-Sarkom
- Non-Hodgkin-Lymphom
- Spinalzellkarzinom

Unbekannte Ätiologie
- verzögerte Wundheilung
- idiopathische Thrombozytopenie
- Aphthen
- Ulzerationen
- toxische Epidermolyse
- Speicheldrüsenvergrößerungen
- Xerostomie
- Entwicklungsstörungen
- orale Pigmentationen

Pilzinfektionen

Kandidiasis

Die medizinisch bedeutungsvollste Komplikation im Mundbereich des HIV-positiven Patienten stellt die orale Kandidiasis dar.

Obwohl durch Candidainfektion hervorgerufene Läsionen im oralen Bereich bei bis zu 75% der AIDS-Patienten nachzuweisen sind, gehört doch erst die Kandidiasis des Ösophagus in die Gruppe der für eine AIDS-Diagnose nach den CDC hinreichenden opportunistischen Infektionen. Candida albicans stellt im immunsupprimierten Patienten eine ernsthafte Bedrohung des Gesundheitszustandes dar; denn das Ausbreiten der oralen Kandidiasis in tiefere Gegenden des Gastrointestinaltrakts kann lebensbedrohliche Komplikationen zur Folge haben. Darin liegt auch die Vordringlichkeit ihrer Behandlung begründet, selbst wenn sie auf den oralen Bereich beschränkt scheint.

Der oralen Infektion mit Candida kommt Markerfunktion im HIV-positiven Individuum hinsichtlich Entwicklung von AIDS zu. So erkrankten von Patienten mit generalisierter Lymphadenopathie und oraler Kandidiasis unbekannten Hintergrundes 59% im Zeitraum von 3 Monaten an einer zur Diagnose AIDS führenden opportunistischen Infektion oder einem charakteristischen Malignom.

Ätiologie. Candidakeime kommen ubiquitär im Boden sowie auf lebenden und toten Pflanzen vor und können im Speichel bei 30–60% gesunder Individuen nachgewiesen werden. Die Pilzzelle als pflanzliche Zelle kann sich auf zwei verschiedene Arten vermehren: durch Hyphenwachstum und durch Sprossung. Der Bestimmung der Auftrittsform kommt wie oben erwähnt diagnostische Bedeutung zu. Candida albicans gehört in die Gruppe der Sproßpilze, da er meist als sprossende Hefe vorliegt. Die hefeartige Vermehrung oder Sprossung ist dadurch gekennzeichnet, daß sich Tochterzellen durch Abschnürung von der Mutterzelle lösen. Die Vermehrung in Form von Hyphenwachstum dagegen stellt eine echte Zellteilung dar. Nach erfolgtem Längenwachstum der Zelle bilden sich durch Kernteilung zwei Kerne und durch Querwandbildung schließlich neue Tochterzellen. Die daraus resultierenden fadenförmigen Gebilde werden als Myzelien bezeichnet. In ihrer myzelialen Form besitzen Candidakeime die Fähigkeit, die Haut oder Schleimhaut zu invadieren. Eine große Zahl von Hyphen im mikroskopischen Präparat deutet auf einen aktiven pathologischen Prozeß hin.

Über 95% der Erkrankungen werden durch die Spezies Candida albicans verursacht. Andere Spezies (C. tropicalis, C. stellatoidea u.a.) sind von geringer medizinischer Bedeutung.

Formen. Die orale Kandidiasis tritt in verschiedenen, klinisch deutlich unterscheidbaren Formen auf. Da in der Literatur eine gewisse Verwirrung bezüglich der Abgrenzung der einzelnen Typen und deren feinerer Differenzierung herrscht, sollen hier nur die vier hauptsächlichen Formen beschrieben werden. Aufgrund des klinischen Bildes werden die pseudomembranöse, die atrophische, die chronisch hyperplastische Kandidiasis und die anguläre Cheilitis unterschieden.

Klinik. *Pseudomembranöse Kandidiasis (Mundsoor).* Sie manifestiert sich klinisch als weißlichgelbe Beläge auf unveränderter oder geröteter Schleimhaut. Diese Beläge sind abwischbar, d.h. durch forciertes Reiben mit Gaze, Watte oder stumpfen Instrumenten können sie entfernt werden. Zurück bleibt eine normale oder mehr oder weniger stark gerötete oder gar blutende Schleimhautoberfläche. Die Abwischbarkeit stellt ein wichtiges differentialdiagnostisches Kriterium dar. Die pseudomembranöse Kandidiasis befällt mit Vorliebe den harten und weichen Gaumen (Farbtafel I, Abb. 9.**1**), die Wangen- und Lippenschleimhaut sowie den Zungenrücken, kann aber auch im Oropharynx und an anderen Mukosaoberflächen vorgefunden werden. Die Krankheit verursacht in der Regel keine Beschwerden. Langdauernde Infektionen können zu schleimigem, trockenem Mund und einem pelzigen Gefühl führen, schwere Verlaufsformen zu schmerzenden Erosionen oder gar zu Ulzerationen.

Atrophische Kandidiasis. Sie ist die am häufigsten anzutreffende Form. Die rötliche oder rote Läsion tritt vornehmlich am Zungenrükken (Farbtafel I, Abb. 9.**2a**) und am harten und weichen Gaumen auf (Farbtafel I, Abb. 9.**2b**). Am Zungenrücken führt sie zur Atrophie der filiformen Papillen, was klinisch als mehr oder weniger stark gerötete Zone um die Zungenmitte erscheint (früher als mediane rhomboide Glossitis bezeichnet). Ein ähnliches Erscheinungsbild zeigt die atrophische oder erythematöse Kandidiasis am Gaumen, die auch meist um die Mittellinie anzutreffen ist. Als weitere Läsionen können punktförmige Rötungen der an die angewachsene Gingiva angrenzenden bukkalen Mukosa beobachtet werden. Dieses klinische Bild der atrophischen Kandidiasis wurde bis heute nur beim HIV-seropositiven Patienten beschrieben. In den meisten Fällen verläuft der pathologische Prozeß beschwerdefrei. Gelegentlich klagen die Patienten über brennende Dauerschmerzen auf der Schleimhaut, die beim Einnehmen heißer oder säurehaltiger Speisen verstärkt werden.

Hyperplastische Kandidiasis. Diese Form, auch Candidaleukoplakie genannt, ist durch dicke weißliche, nicht entfernbare Beläge vornehmlich an der Wangenschleimhaut charakterisiert. Dieser Läsionstyp ist in Europa und Nordamerika selten anzutreffen.

Anguläre Cheilitis. Die anguläre Cheilitis (Perlèche) manifestiert sich einseitig oder beiderseits an den Mundwinkeln. Bei älteren Patienten können dieser Läsion mancherlei Ursachen wie Anämie, Verlust an vertikaler Dimension oder verschiedene Infektionen zugrunde liegen. Tritt sie aber bei einem jungen, sonst gesund erscheinenden Menschen auf, so sollte die Abklärung einer generellen Erkrankung des Immunsystems in Betracht gezogen werden. Die anguläre Cheilitis imponiert in Form von Fissuren im ausgetrockneten Mundwinkel (Farbtafel II, Abb. 9.**3**) am Übergang von Mundschleimhaut und Epidermis und ist mit den bei Verletzungen der Haut typischen Schmerzen vergesellschaftet.

Diagnose. Kandidiasis wird aufgrund des klinischen Bildes in Verbindung mit einem positiven mikroskopischen Befund diagnostiziert. Das Ausstrichpräparat wird durch Schaben einer klinisch infizierten Stelle gewonnen und entweder mit Anilinfarbstoffen (z. B. Methylenblau) oder nach Gram gefärbt oder mit 10%igem Kaliumhydroxid zwecks Lyse der Epithelzellen behandelt, und mikroskopisch auf Candidahyphen untersucht. Sollte die mikroskopische Analyse nicht genügen, so lassen sich Candidakeime auf einfachen selektiven Nährmedien (Sabouraud-Agar) kultivieren. Da der Pilz auch Teil der gesunden Mundflora sein kann, sind mikroskopisch oder kulturell positive Befunde nicht unbedingt mit Erkrankung gleichzusetzen. Erst das massiv gehäufte Auftreten von Hyphen im Ausstrichpräparat oder eine Überzahl von Kolonien in der Kultur ist für die Diagnose einer Kandidiasis ausreichend.

Therapie. Ist die Infektion einmal klinisch manifest, so stehen zu ihrer Behandlung drei Gruppen von Medikamenten zur Wahl: Polyen (Nystatin, Amphotericin B), Pyrimidinanaloge (5-Fluorocytosin) und Imidazolfungizide (Ketoconazol, Clotrimazol, Flukonazol). Die orale Kandidiasis ist in der Regel mit Lutschtabletten erfolgreich zu therapieren. Als Medikamente gelangen vorzugsweise Nystatin oder Clotrimazol zur Anwendung. Nachdem sich die Tablette im Munde aufgelöst hat, sollte der Wirkstoff durch Spülen über die gesamte Schleimhautoberfläche des Mundes verteilt und schließlich geschluckt werden. So kann ein beginnender Befall des Ösophagus gleich mitbehandelt oder eventuell verhindert werden. Die Tabletten sind mehrmals täglich einzunehmen. Da Kristallzucker ein bevorzugter Nährstoff der Candida ist, müssen die Präparate künstlich gesüßt werden. In Form von Salben finden die beiden Medikamente Verwendung zur Behandlung der Cheilitis angularis.

Beide Medikamente führen bei oraler Aufnahme zu keinen therapeutisch wirksamen Serumspiegeln. Seit kurzer Zeit ist auch das sehr potente Medikament Flukonazol zur Behandlung der oralen Kandidiasis zugänglich. Ein großer Vorteil liegt darin, daß oft mit geringem therapeutischem Aufwand (1–2 Einzeldosen) die Candidaläsion zum Verschwinden gebracht werden kann.

Seit kurzem liegen erste Daten über die Wirksamkeit von Chlorhexidin in der Prävention der oralen Kandidiasis beim immunsupprimierten Patienten vor. Täglich zweimaliges Spülen mit einer 0,12%igen alkoholischen Chlorhexidinlösung reduzierte in einer Gruppe HIV-positiver Patienten die Wahrscheinlichkeit für das Auftreten einer klinisch diagnostizierbaren Candidainfektion wesentlich im Vergleich zu einer mit Plazebolösung spülenden Kontrollgruppe.

Neben der chemischen darf die rein mechanische Behandlung mit kräftigem Bürsten der befallenen Stellen nicht vergessen werden. Diese einfache Maßnahme führt einerseits zu einer deutlichen Reduktion der Keimzahl, andererseits verhilft sie dem Medikament zu einem besseren Vordringen an den Ort des Geschehens.

Bei manchen Patienten ist eine systematische Behandlung der Candidainfektion unumgänglich, sei es, weil sie bereits auf andere Organe übergegriffen hat oder weil eine Candidasepsis und damit auch die Gefahr der hämatogenen Streuung besteht. Hier ist die orale Gabe des im Gastrointestinaltrakt gut resorbierten Flukonazols angezeigt. Bei HIV-seropositiven Patienten, die oft bereits Leberschäden aufweisen, sind besondere Vorsicht und genaue Überwachung geboten, da die hauptsächliche Nebenwirkung von Imidazolfungiziden in der Lebertoxizität besteht. Die Verabreichung anderer Medikamente wie 5-Fluorocytosin und Amphotericin B erfordert die Hospitalisierung des Patienten.

Die orale Kandidiasis kann vom praktizierenden Zahnarzt in Zusammenarbeit mit dem Hausarzt oder Internisten selber behandelt werden. Vorher ist jedoch eine genaue Anamnese und eine klare Diagnosestellung aufgrund der erhobenen Befunde unabdingbar. Besondere Beachtung ist der Frage zu schenken, ob es sich um Erstinfektionen oder Rezidive handelt und welche Medikamente bereits mit welchem Erfolg verabreicht wurden. Die orale Kandidiasis darf nicht leichtgenommen werden, da sie oft ein Indikator für die ösophageale Involvierung darstellt. Wie bereits erwähnt, führt die ösophageale Kandidiasis zur Diagnose AIDS. Ist dies der Fall, so ist unbedingt der Hausarzt oder Internist des Patienten zu benachrichtigen.

Zusammenfassung

Ätiologie: Candidakeime, > 95% Candida albicans.

Klinik
pseudomembranöse Form:
- weißlichgelbe Beläge,
- Entfernen hinterläßt blutende Oberfläche,
- vornehmlich an Gaumen, Wangen, Lippen,
- meist schmerzlos,

atrophische Form:
- gerötete Schleimhautoberfläche,
- Zungenrücken, harter Gaumen,
- brennende Schmerzen unterschiedlicher Stärke;

anguläre Cheilitis:
- Risse an den Mundwinkeln.

Therapie: Clotrimazol, Nystatin, Ketokonazol, Fluconazol und Amphotericin B, mechanische Entfernung; Chlorhexidin zur Prävention.

Andere Pilzinfektionen

Histoplasmose. Obwohl die Histoplasmose in gewissen Gebieten der Erde, zu denen Westeuropa nicht zu zählen ist, endemisch anzutreffen ist, soll sie hier doch nicht unerwähnt bleiben.

Ätiologie. Der Erreger der Histoplasmose ist der dimorphe Pilz Histoplasma capsulatum. Im Erdboden vorkommend wird der obligat pathogene Keim meist aerogen vom Wirt aufgenommen und führt zu Läsionen in den Respirationsorganen. Hier wächst er vorerst intrazellulär in Makrophagen, mit denen er auf hämatogenem Wege auch andere Organe und Teile des Körpers befallen kann.

Klinik. Infolge der sekundären Streuung kann es zu Affektionen im Mund von immungeschwächten Patienten kommen. Die so entstandenen Läsionen gleichen denjenigen der pseudomembranösen Kandidiasis. Die Beläge sind eher gräulich, und die darunterliegenden Schleimhäute werden weniger stark entzündlich verändert als bei der Candidiasis.

Therapie. Liegt die Diagnose Histoplasmose vor, so ist wegen der Gefahr anderer Herde stets systemisch mit Amphotericin B zu behandeln.

Geotrichose und **Blastomykose** sind auch beim HIV-Positiven seltene Infektionen und sollen hier nur am Rande erwähnt werden. Geotrichose verursacht meist bronchiale Entzündungen. Erreger ist der ubiquitär vorkommende Pilz Geotrichum candidum, dessen Virulenz für Mensch und Tier sehr niedrig ist. Die oralen Läsionen gleichen am ehesten der pseudomembranösen Kandidiasis.

Blastomykose, eine Infektion durch den Hefepilz Cryptococcus neoformans, ruft in der Regel Pneumonien oder schwere und schwer therapierbare nekrotische Läsionen der Haut oder Schleimhäute hervor. Der Pilz kommt vor allem in den Fäzes von Vögeln (Tauben) vor. Deshalb wird bei der Ansteckung auch an das Einatmen von ausgetrocknetem Vogelkot gedacht.

Die Behandlung dieser beiden seltenen Pilzkrankheiten geschieht systemisch durch Amphotericin B, Flukonazol oder Ketoconazol, seltener lokal durch Miconazol, Ketoconazol oder Nystatin.

Bakterielle Infektionen

HIV-Gingivitis

1986 wurde in San Francisco bei homosexuellen Männern eine Gingivitis beschrieben, die sich im klinischen Bild und in der Reaktion auf die lokale Therapie von der normalen Schmutzgingivitis unterscheidet. Das veränderte Immunsystem modifiziert die gingivale Reaktion auf die Noxen der Plaque.

Ätiologie. Nach den bisherigen Untersuchungen ist die quantitative und qualitative Zusammensetzung dieser mikrobiellen Plaque ähnlich der Plaque der normalen Altersparodontitis. Es wurde aber vermehrt auch subgingival Candida albicans festgestellt. Die Gingivitis wird auch bei Patienten beobachtet, die unter fungizider Therapie stehen, oder bei Patienten, die keine Zeichen von Kandidiasis, ja selbst negative Candidaspeichelkulturen zeigen. Es ist jedoch wenig über mögliche Resistenz von Candida im subgingivalen Milieu bekannt, so daß die Rolle von Candida in Ätiologie und Pathogenese der HIV-Gingivitis noch nicht letztlich geklärt ist. Neutrophile Granulozyten (auch *p*oly*m*orphkernige *N*eutrophile, kurz PMN genannt) von Patienten mit HIV-Gingivitis zeigen in vitro verminderte Fähigkeit Mikroben zu zerstören.

Klinik. Die marginale Gingiva ist entzündlich verändert. Rötung und Schwellung sind je nach Schweregrad mehr oder weniger ausgeprägt, häufig „bandförmig" (Farbtafel II, Abb. 9.**4**). Im Gegensatz zur normalen marginalen Gingivitis beschränkt sich die Entzündung nicht immer auf die freie Gingiva, sondern breitet sich auch an der angewachsenen Gingiva und an der vestibulären Mukosa aus (Farbtafel II, Abb. 9.**4**), entweder mit petechienartigen Veränderungen, also punktartigen, rötlichen Schleimhautveränderungen, oder mit diffuser Rötung. Es können auch, auffällig lokalisiert, Stellen mit klaren Entzündungszeichen in unmittelbarer Nähe von gesunden Stellen auftreten (Farbtafel IV, Abb. 9.**9**). Oft ist im Vergleich zur Reaktion der gingivalen Gewebe wenig Plaque sichtbar. Milde Formen verursachen keine Schmerzen. In schweren Fällen ist Bluten auf Sondieren und Tendenz zu Spontanblutungen feststellbar. Im späteren Verlauf werden generalisierte Nekrose der Papillenspitzen assoziiert mit Schmerzen beobachtet (Farbtafel II, Abb. 9.**5**). Ohne Therapie können dann auch tiefere Gewebeschichten mit bleibendem Verlust von parodontalen Stützgeweben betroffen sein (Farbtafel III, Abb. 9.**6a** und S. 37). Auch nach wiederholtem Scaling und Wurzelglätten kann die Entzündung über längere Zeit bestehen bleiben, selbst bei guter Mundhygiene. Es gibt keine bevorzugte Lokalisation, alle Zahngruppen sind ungefähr gleich häufig befallen.

Therapie. Alle Kronen- und Wurzeloberflächen müssen mechanisch gereinigt werden. Konventionelle Parodontalbehandlung: Alle Beläge werden mittels Scaling entfernt, die Wurzeln geglättet und anschließend wird mit Gumminapf und Paste poliert. Die Mundhygiene ist durch Motivation und Instruktion zu optimieren. Oft heilt die Gingivitis auf reine mechanische Plaqueentfernung hin nicht oder sehr langsam ab. Deshalb empfiehlt sich, besonders in schwereren Fällen, eine zusätzliche chemische Plaquehemmung mit Chlorhexidinspülungen (0,1- bis 0,2%ig) 2- bis 3mal täglich (Farbtafel III, Abb. 9.**6a** und **b**).

Zusammenfassung

Ätiologie: mikrobielle Plaque.

Klinik:
- etablierte, marginale Gingivitis;
- petechienartige und/oder diffuse Rötung der angewachsenen Gingiva bzw. vestibulären Mukosa;
- relativ therapieresistent.

Therapie: Depuration, Plaqueentfernung.

HIV-Parodontitis

Die typische Parodontitis bei HIV-seropositiven Patienten gleicht einer akut nekrotisierenden ulzerativen Gingivitis (ANUG), die sich auf eine schnell fortschreitende Parodontitis auflagert. Erste Resultate lassen vermuten, daß Gingivitisstellen progredient in nekroti-

	HIVP	ANUG
Attachment	progredienter Verlust	nur mehrere Attacken führen zu Verlust
Lokalisation	keine Prädilektionsstellen	vorwiegend Unterkieferfront
Ausdehnung	fortschreitend bis Noma	selbstbeschränkend
Mikrobiologie	mehrere mögliche Pathogene	drei Keimgruppen assoziiert
Therapieerfolg	therapieresistent	gute Reaktion auf Therapie

Tabelle 9.**2** Differentialdiagnostische Abgrenzung der HIV-Parodontitis (HIVP) von der akut nekrotisierenden ulzerativen Gingivitis (ANUG)

sche Läsionen mit Attachmentverlust fortschreiten können. Während es bei der klassischen ANUG mehrere Schübe braucht, um klinisch sichtbaren Attachmentverlust zu erzeugen, geschieht dies bei der HIV-Parodontitis während einer Exazerbation oft in wenigen Tagen bis Wochen. Es gibt außerdem weitere klare differentialdiagnostische Kriterien zur Abgrenzung der ANUG von der HIV-Parodontitis (Tab. 9.**2**).

Ätiologie. Mikrobielle Plaque und Plaqueretentionsstellen. Wie bei allen Parodontitiden steht eine gramnegative anaerobe Plaque im Vordergrund. Praktisch alle Keime, die bisher als mögliche Parodontopathogene genannt wurden, werden in diesen Fällen gefunden. So wurde in mehreren Arbeiten erhöhtes Wachstum von Actinobacillus actinomycetem comitans, Porphyromonas gingivalis, Prevotella intermedius, Fusobakterien u. a. m. festgestellt. Ob und inwiefern auch Candida oder andere Hefepilze eine Rolle spielen, ist vorerst noch nicht geklärt.

Klinik. Hauptklage der Patienten sind meistens die heftigen Schmerzen, welche die nekrotischen Läsionen begleiten. Es wurden auch mildere Fälle mit nur mäßigen oder gar keinen klinisch akuten Schüben und Nekrosebildungen beobachtet. Diese gleichen dann eher der klassischen, rasch progredienten Parodontitis (RPP). Etwa 75% der Patienten führt aber der dumpfe, ausstrahlende und meistens in den Knochen projizierte Schmerz zum Zahnarzt. Auch berichten viele Patienten von massiven, vor allem nächtlichen Spontanblutungen. Wie bei einem Patienten mit ANUG fällt ein klassischer, süßlich-fauliger Foetor ex ore auf. Durch die markante Entzündung des marginalen Parodonts mit interproximal beginnender Nekrose und Ulzeration (Farbtafel III, Abb. 9.**7**) sind die Gewebe gerötet und geschwollen. In den Anfangsstadien verläuft die HIV-Parodontitis genau wie die ANUG. Später wird aber auch der parodontale Stützapparat betroffen, es kann zu tiefen interproximalen Kraterbildungen, Knochenexposition und/oder Sequestrationen kommen (Farbtafel III u. IV, Abb. 9.**7**–9.**9**). In schwereren Fällen findet man erhöhte Temperatur und generelles Krankheitsgefühl des Patienten; auch sind die submandibulären und zervikalen Lymphknoten geschwollen. Schreitet die Krankheit unbehandelt fort, so können sich, wie in der Literatur schon mehrmals beschrieben, nekrotisierende Stomatitiden (auch Noma genannt) entwickeln. Hier dehnt sich der nekrotisierende Prozeß auf die angrenzenden oralen Gewebe aus. Es kommt zur Entblößung des Alveolar- oder Kieferknochens (Farbtafel IV, Abb. 9.**10**).

Therapie. Alle Kronen- und Wurzeloberflächen müssen mechanisch gereinigt werden. Konventionelle Parodontalbehandlung: Entfernung möglichst aller Beläge (mittels Scaling und Wurzelglätten, anschließender Politur mit Gumminapf und Polierpaste) und des nekrotischen Gewebes unter Lokalanästhesie, nötigenfalls in mehreren Sitzungen (Farbtafel III u. IV, Abb. 9.**7**, 9.**8**). Die Mundhygiene ist durch Motivation und Instruktion zu optimieren. Der Krater wird mit Betadinelösung (10%iges Polyvinylpyrolidonjod) vor, während und nach der Depuration gespült. Dies hat neben der desinfizierenden auch eine sehr willkommene oberflächenanästhesierende Wirkung. Nach erfolgter mechanischer Therapie muß eine chemische Unterstützung der täglichen Plaqueentfernung durch den Patienten in Betracht gezogen werden (Farbtafel IV, Abb. 9.**9**). Die chemische Plaqueentfernung mit Chlorhexidinspülungen (0,1- bis 0,2%ige) 2- bis 3mal täglich ist in den allermeisten Fällen indiziert. Manche Patienten sind auf Chlorhexidin oder vielmehr auf eines der den verschiedenen Formulierungen zugegebenen Agenzien (Farbstoffe, Geschmackskorrigenzien usw.) überempfindlich. Nur bei den wenigen Patienten, die auch auf eine reine wässerige Lösung (vom Apotheker hergestellt) mit Mundbrennen, Rötung usw. reagieren, muß vom Gebrauch abgesehen werden. Strikt beschränkt auf schwerere Fälle (generalisiertes Krankheitsgefühl, Fieber über 39°C) empfiehlt sich der Einsatz von Antibiotika. Es ist aber wegen potentieller Pilzinfektionen Vorsicht geboten. Penicilline oder Tetracyline sind kontraindiziert. Da es sich vorwiegend um gramnegative, anaerobe Krankheitserreger handelt, sind Nitroimidazole wie Metronidazol oder Ornidazol Antibiotika der Wahl. Eine Anwendungsdauer von 5–10 Tagen (2mal 500 mg/Tag) reicht meistens aus. Bei ganz schweren, häufig terminalen Fällen werden auch Kombinationen von Amoxycillin und Ornidazol eingesetzt. Aggressivere Therapiemethoden wie Extraktion aller befallenen Zähne und Resektion des Alveolarfortsatzes wurden ebenfalls beschrieben, die Indikation dafür ist aber sehr streng erst beim Versagen der konservativen Therapie zu stellen.

Zusammenfassung

Klinik:

- schnell fortschreitende Parodontitis, von ANUG überlagert;
- interproximale Nekrose mit Kraterbildung;
- Schmerzen und Schwellung;
- Foetor ex ore;
- schwere Fälle mit Fieber, ausgedehnter Nekrose von Weichgewebe, Denudation/Sequestration von Knochen.

Ätiologie: mikrobielle Plaque.

Therapie: Depuration, Plaqueentfernung (mechanisch und evtl. chemisch); Metronidazol oder Ornidazol.

Neben den im einzelnen beschriebenen Krankheitsbildern wurden auch orale Manifestationen systemischer Bakterien- oder Pilzinfekte beschrieben. Diese sind jedoch selten, nur wenige Fälle sind bisher im Zusammenhang mit HIV-Infektionen beschrieben worden. Es handelt sich intraoral meist um entzündliche Affektionen, in schwereren Fällen auch um nekrotisierende Prozesse.

Im Zusammenhang mit systemischen Infektionen durch Enterobacter, Klebsiellen, Mycobacterium avium intracellulare wurden ebenfalls einzelne Fälle mit intraoralen Manifestationen beschrieben.

Virale Infektionen

Genauso wie gewisse Pilze, die beim Gesunden keine Beeinträchtigung des Gesundheitszustandes bewirken, beim immunsupprimierten Patienten zu teilweise schweren Krankheitsbildern führen können, gibt es eine Reihe von viralen Infektionen, die beim HIV-Positiven von Bedeutung sind. Davon werden in der Folge die durch Herpes-simplex- und Papillomaviren verursachten Läsionen sowie die Haarleukoplakie besprochen.

Herpes-simplex-Läsionen

Herpesviren verursachen beim Menschen mehrere unterschiedliche Krankheitsbilder mit einem gemeinsamen Merkmal: Sie beschränken sich generell auf das Gewebe ektodermaler Herkunft. Die Viren sind gegen Umwelteinflüsse äußerst labil. Sie werden an der Luft und bei Temperaturen oberhalb 56°C rasch inaktiviert. Neben dem Herpes-simplex-Virus sind auch das Varicella-(Zoster-)Virus, das Zytomegalievirus und das Epstein-Barr-Virus von medizinischer Bedeutung.

Herpes-simplex-Viren verursachen feinste, aber meistens äußerst schmerzhafte Haut- und Schleimhautläsionen. Aufgrund antigener Eigenschaften lassen sich zwei grundsätzlich andersartige Typen unterscheiden: Typ 1 (Herpes-labialis-Virus) und Typ 2 (Herpes-genitalis-Virus). An dieser Stelle soll lediglich auf die durch Herpes labialis hervorgerufenen Erkrankungen eingegangen werden. Das Herpes-labialis-Virus ist auch unter Gesunden weit verbreitet. Die dadurch verursachten lokalisierten Läsionen klingen meistens nach wenigen Tagen ab, ohne bleibende Spuren zu hinterlassen. Die Rezidivgefahr ist aber auch beim Gesunden groß.

Ätiologie. Die Primärinfektion findet in der frühen Kindheit statt, so daß die Durchseuchung der 5jährigen bereits 70–90% beträgt. Die Übertragung erfolgt als Kontakt- und Tröpfcheninfektion. Die primäre Virusinfektion wird in der Folge von der latenten abgelöst, die lebenslang dauern kann. Dabei persistiert das Virus in den Epithelzellen, und eine Reinfektion – als Reaktion auf bestimmte Reize – kann von Zelle zu Zelle erfolgen, was streng lokalisierte Herpesrezidive zur Folge hat. Zu solchen infektionsauslösenden Reizen gehören fieberhafte Zustände, intensive Sonnenbestrahlung, emotionaler Streß und Immunsuppression.

Die beiden Viren (Herpes labialis und Herpes genitalis) können beim HIV-positiven Patienten neben den lokalen Läsionen gemäß ihrer Benennung zu ernsten, gesundheitsbedrohenden Meningoenzephalitiden führen.

Klinik. Nach einer Inkubationszeit von wenigen Tagen bilden sich im Mund und an der angrenzenden Haut lokalisierte, oberflächliche Schleimhautläsionen in Verbindung mit regionärer Lymphadenitis. Es entstehen feine, zum Teil konfluierende Bläschen, die rasch aufbrechen, ulzerieren und nach etwa 6–10 Tagen ohne Narbenbildung abheilen (Farbtafel V, Abb. 9.**11**). Da das Bläschenstadium nur sehr kurz dauert und der Patient den Arzt oder Zahnarzt in der Regel erst einige Tage nach Ausbruch der Symptome aufsucht, bietet sich diesem meist das Bild der geplatzten, am Grunde mit einer Fibrinschicht bedeckten Bläschen, oder er sieht ein noch späteres Stadium, das der Schorfbildung. Neben dem Befall der Lippen sind die Läsionen im Mundbereich hauptsächlich am Gaumen und an der Zunge, seltener an den anderen Schleimhäuten zu finden (Farbtafel V, Abb. 9.**12**). Wiederkehrende Infektionen manifestieren sich klinisch als sehr schmerzhafte, meist am Ort der Primärinfektion lokalisierte Ulzerationen. Während solche Läsionen im anderweitig gesunden Individuum nach einigen Tagen abheilen, können sie im HIV-positiven Patienten über mehrere Wochen bestehen bleiben. Was per se zur Diagnose „AIDS“ führt. In extremen Fällen kann durch die äußerst schmerzhaften, unter Umständen generalisiert auftretenden Läsionen die normale Nahrungsaufnahme erschwert oder gar unmöglich werden, so daß eine künstliche Ernährung unumgänglich wird. Hinzu kommt, daß diese Schmerzen den Patienten buchstäblich zum Suizid treiben können.

Diagnose. Sie erfolgt durch Nachweis des Virus aus dem Bläscheninhalt, entweder durch direkte Identifizierung oder durch Züchten auf geeigneten Kulturen. Eine andere Möglichkeit bietet nach Entnahme einer Biopsie der direkte Nachweis mit dem Elektronenmikroskop (Farbtafel V, Abb. 9.**12**).

Differentialdiagnostisch sind Aphthen und traumatisch bedingte Läsionen zu unterscheiden.

Therapie. Herpesbedingte Läsionen sind schwierig zu behandeln und weisen auch nach erfolgreicher Therapie hohe Rezidivraten auf. Die Virusvermehrung hemmende Medikamente (Aciclovir, Ganciclovir, Foscarnet, Vidarabin), die zum Teil auch bei anderen viralen Infektionen eingesetzt werden, stehen zur Behandlung von durch Herpes simplex bedingten Infektionen zur Verfügung.

Des weiteren gilt es, Komplikationen durch Sekundärinfektionen mit anderen Erregern, die nach dem Platzen der Bläschen auftreten und die Heilung verzögern können, mit Hilfe antiseptischer Mundspülungen zu verhindern.

9.**1** Pseudomembranöse Kandidiasis am weichen Gaumen und im Rachenraum eines AIDS-Patienten. Abwischbare weiße Beläge auf geröteter Schleimhaut.

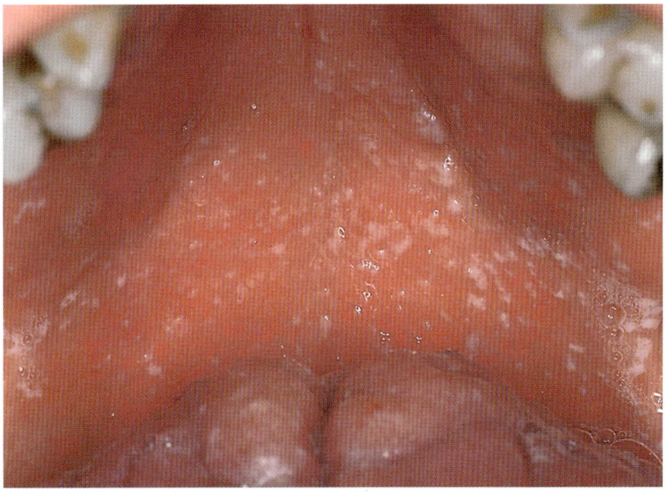

9.**2** Atrophische Kandidiasis auf dem Zungenrücken und am harten Gaumen eines HIV-seropositiven Patienten. Status nach einem mehrmonatigen, erfolglosen Behandlungsversuch mit einem saccharosehaltigen, lokalen Fungizid (6–8mal täglich 1 Lutschtablette), was der Karies und damit der Zerstörung der Zahnhartsubstanz Vorschub leistete. **a** Die rote Schleimhautveränderung auf dem Zungenrücken entsteht durch den Verlust der filiformen Papillen, ein klinisches Bild, das früher auch als mediane rhomboide Glossitis bezeichnet wurde. **b** Im Bereich der Molaren und Prämolaren fällt eine HIV-assoziierte Gingivitis auf. Im Frontzahnbereich sind die Papillen nekrotisch und schmerzhaft.

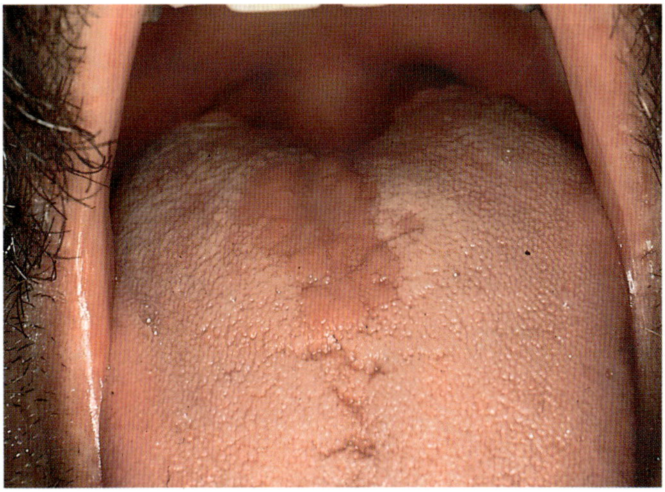

a

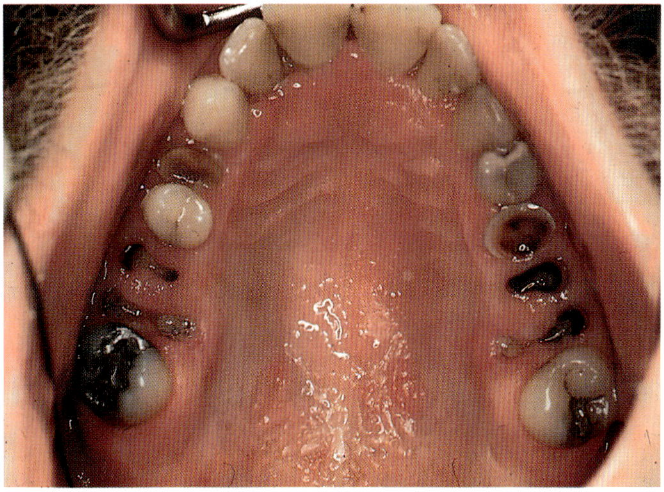

b

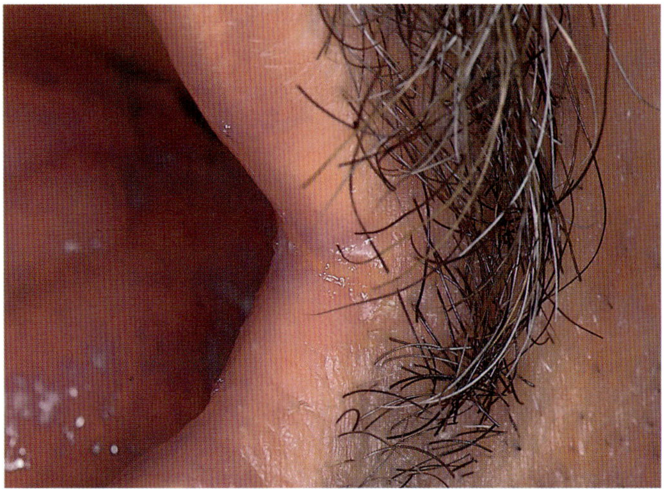

9.**3** Typische anguläre Cheilitis mit aufgerissenem, gerötetem und ausgetrocknetem Mundwinkel. Der Patient klagte über Schmerzen. Auf der Innenseite desselben Mundwinkels sind feine weiße, abwischbare Beläge zu finden. Das Abstrichpräparat ergab einen positiven Candidabefund an Innen- und Außenseite.

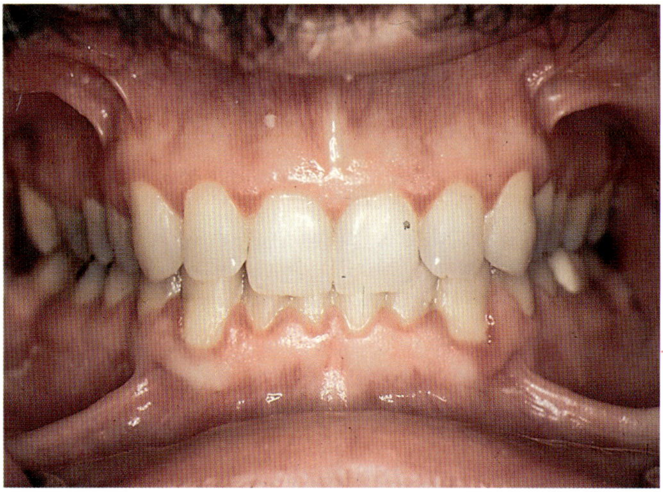

9.**4** HIV-assoziierte Gingivitis (HIVG). Etablierte marginale Gingivitis – an manchen Stellen bandförmig (Regio 23) –, die sich auch durch petechienartige (Regio 11/12 und 21/22) oder diffuse Rötung (Regio 33) der angewachsenen Gingiva sowie der vestibulären Mukosa auf die angrenzenden Gewebe erstreckt. Zu beachten ist auch das Papillom in der Umschlagfalte der Regio 11.

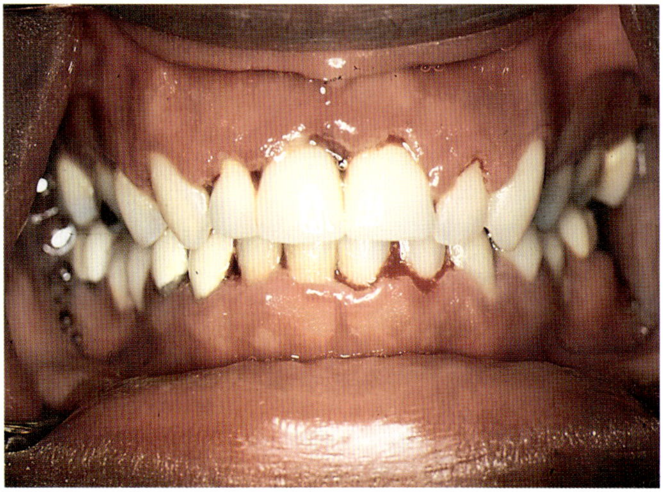

9.**5** Fortgeschrittenes Stadium einer HIV-assoziierten Gingivitis mit auffälliger, diffuser Rötung der angewachsenen Gingiva und der vestibulären Mukosa. Auftreten von Spontanblutungen (Regio 41/42) und beginnende schmerzhafte Nekrose der Papillenspitzen (Regio 11/21) mit bleibendem Verlust von parodontalem Stützgewebe.

9.**6** Schwere HIV-assoziierte Gingivitis mit Nekrose der Papillen im Unterkieferfrontbereich bei einem 54jährigen HIV-seropositiven Patienten. **a** Außer der bandförmigen Gingivitis im Bereich der Zähne 12 und 13 erscheinen die parodontalen Gewebe im Oberkiefer gesund. Behandlung durch Entfernen des nekrotischen Gewebes, Scaling und Wurzelglätten unter Verwendung von Jodlösung und anschließender chemischer Plaquehemmung durch zwei tägliche Spülungen mit 0,12%igem Chlorhexidin. **b** Gleicher Patient einen Monat später. Die Heilung der Weichteile ist augenfällig. Die von Chlorhexidin stammenden Verfärbungen der Zahnhalssubstanz lassen sich problemlos wegpolieren (Gumminapf und Bimsstein).

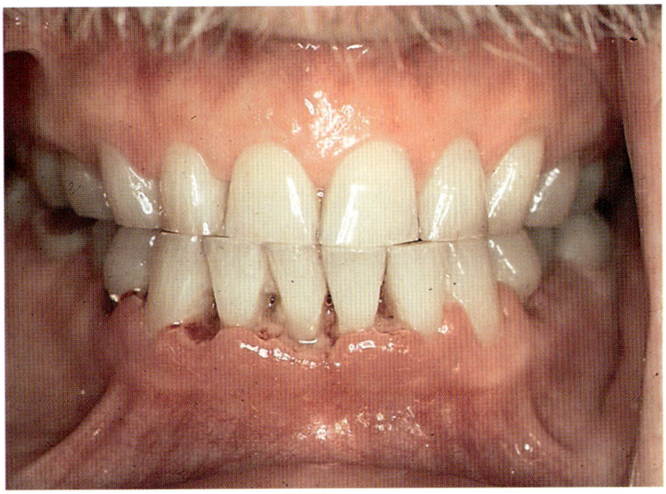

a

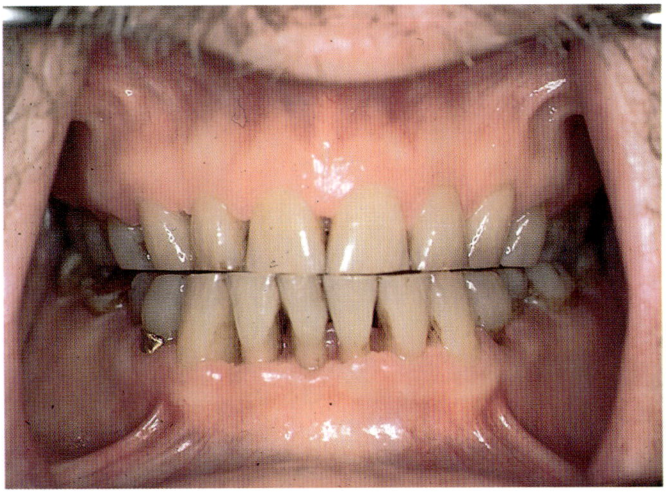

b

9.**7** HIV-assoziierte Parodontitis (HIVP). Fortgeschrittene Nekrose der Gingiva mit vor allem interproximal ausgeprägtem Attachmentverlust und Kraterbildung. Die Fistel distal von Zahn 23 hat ihren Ursprung am Fundus eines solchen Kraters. Die Zähne 21 bis 26 reagieren auf den CO_2-Test alle positiv.

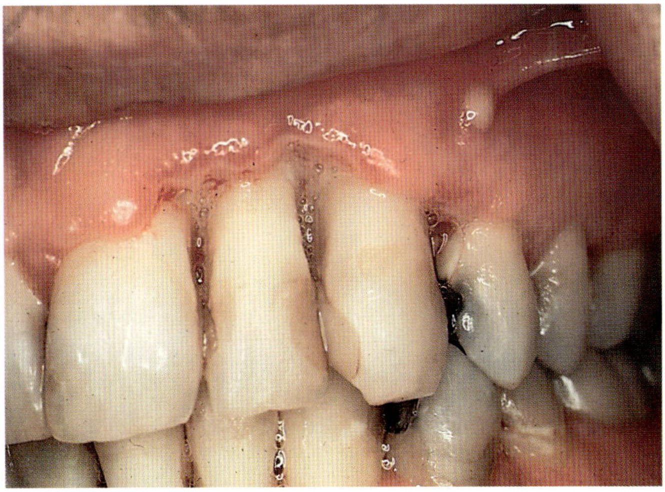

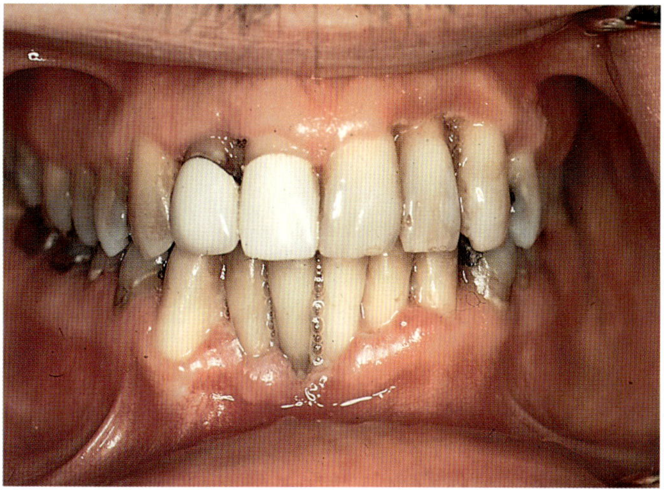

9.**8** Generalisierte HIV-assoziierte Parodontitis mit lokal schweren Einbrüchen im zweiten Quadranten und der Unterkieferfront. Gleicher Patient wie in Abb. 9.**7**, einen Monat später. Die Therapie bestand aus Débridement, Mundhygieneinstruktion, Scaling und Wurzelglätten in drei Sitzungen. Kein Einsatz von weiteren unterstützenden Maßnahmen. Im Rahmen der Hygienephase wurde eine antiseptische Wurzelkanaleinlage beim devitalen Zahn 11 installiert und der Zahn mit einer provisorischen Krone versehen. Die Heilung hat deutlich eingesetzt, auch wenn noch Zeichen von massiver parodontaler Entzündung bestehen (vor allem Regio 22/23 sowie 33–43).

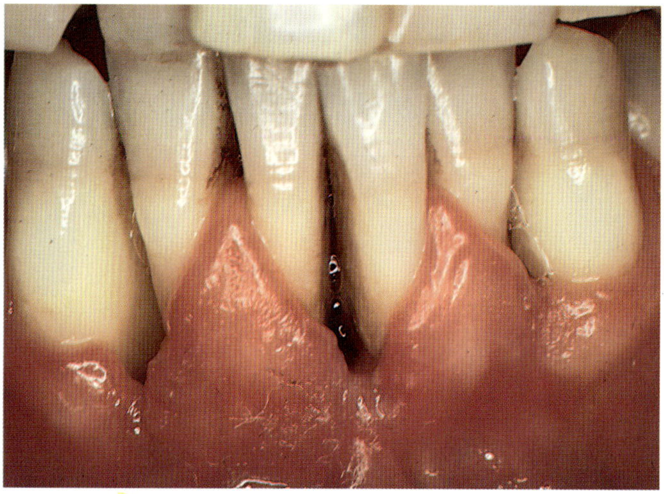

9.**9** Status 2 Jahre nach Behandlung einer Unterkieferfront mit HIV-Parodontitis. Die verbleibenden tiefen interdentalen Defekte sind auch mit einer Interdentalbürste kaum zu reinigen. In diesem Fall wurde Langzeittherapie mit Chlorhexidinspülungen sowie monatliche Kontrollsitzungen durchgeführt.

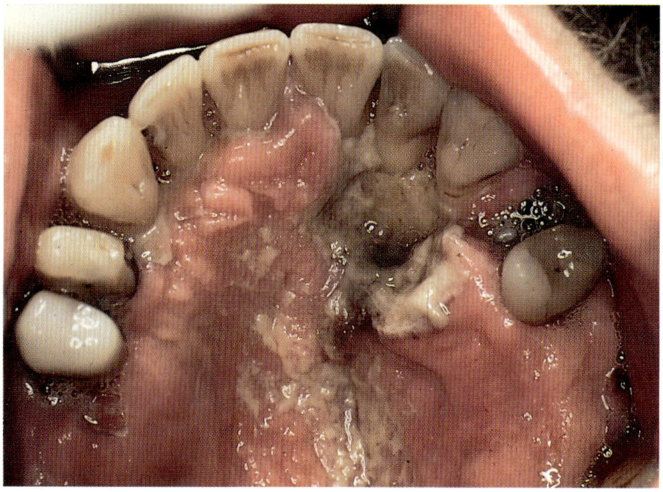

9.**10** Schwerer, nomaähnlicher Fall einer HIV-Parodontitis. Generalisierte Nekrose der marginalen Gingiva. Ausgeprägt bei 22 und 23, wo der palatinale Knochen entblößt ist. Beide Zähne sind vital. Die weißlichgelben Beläge sind candidapositiv. Behandlung durch Débridement unter Lokalanästhesie, Irrigationen mit Jodlösung sowie Chlorhexidinspülungen. Da der Patient 39,9 °C Körpertemperatur hatte, wurde für 10 Tage Metronidazol eingesetzt (1 g/Tag). Die sehr starken Schmerzen mußten in den ersten Tagen mit einem zentral wirkenden Analgetikum angegangen werden. Das ca. 2×2 cm große Knochenstück sequestrierte in der Folge ohne weitere Beschwerden für den Patienten, und der Defekt war mit neuer Palatinalschleimhaut ausgekleidet. Die Zähne 22 und 23 bleiben vital. Die Kandidiasis verschwand durch spezifische Therapie.

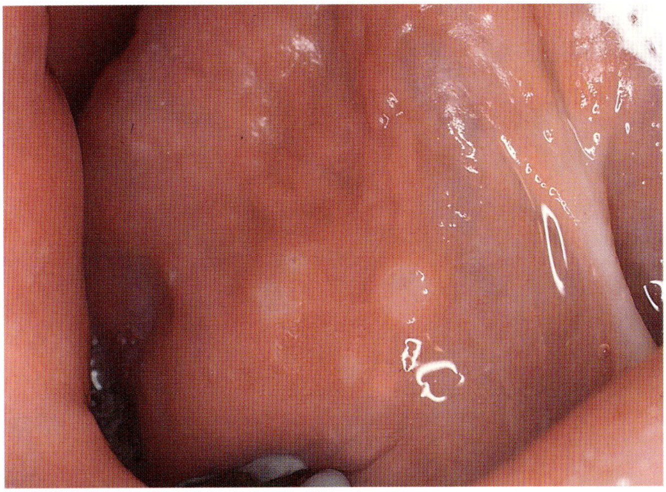

9.**11** Läsion der Zungenunterseite durch Herpes simplex Typ I. Der HIV-seropositive Patient litt an starken Schmerzen, was eine Nahrungsaufnahme praktisch unmöglich machte. Die Läsion blieb trotz Therapie mit lokalen Virostatika über mehrere Wochen bestehen. Lediglich die extensive Anwendung von Oberflächenanästhetika ermöglichte dem Patienten eine einigermaßen schmerzfreie Nahrungsaufnahme.

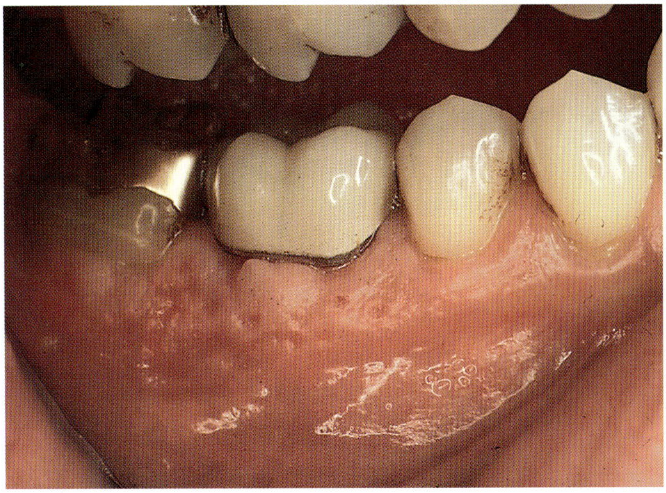

9.**12** Herpetische Läsion der freien und angewachsenen Gingiva bei einem 24jährigen Homosexuellen mit unbekanntem HIV-Serostatus. Die Diagnose erfolgte aufgrund einer Biopsie und elektronenmikroskopischem Virusnachweis.

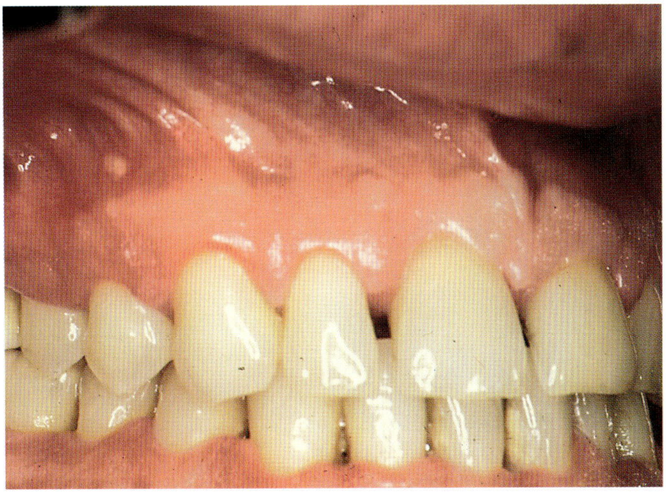

9.**13** Flache Warze an der angewachsenen Gingiva in der Regio 12/11 bei einem AIDS-Patienten. Zu beachten ist auch die weiße, abwischbare Candidaläsion auf der bukkalen Mukosa apikal von 14.

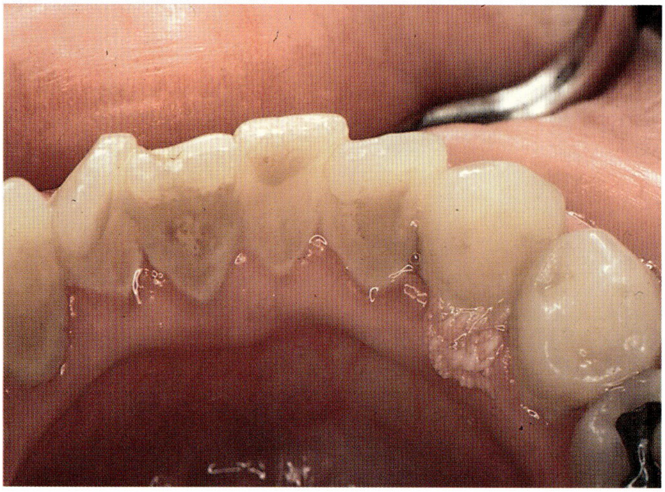
a

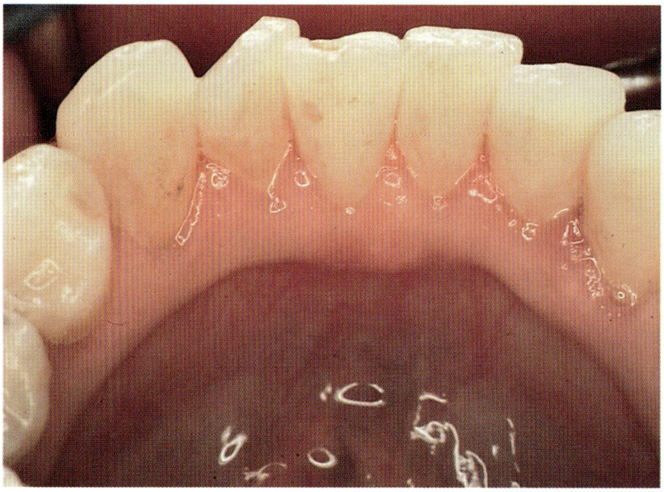
b

9.**14** Blumenkohlartige Warze an der freien und angewachsenen Gingiva lingual der Zähne 43/44. **a** Vor der Operation. **b** Status einen Monat nach laserchirurgischer Entfernung. An der freien Gingiva machen sich bereits die ersten Zeichen eines Rezidives bemerkbar.

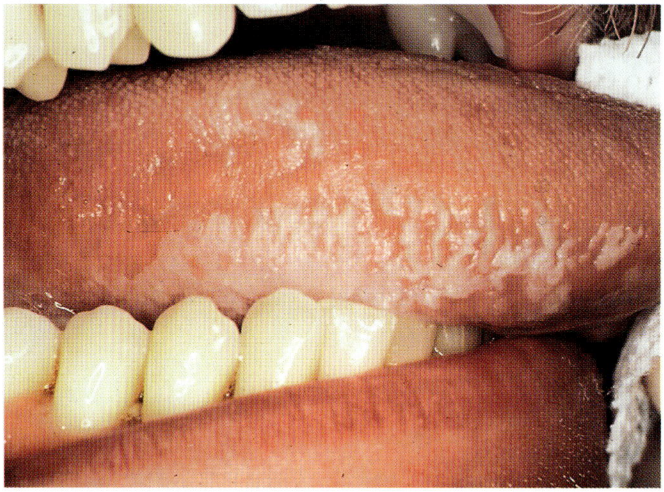

9.**15** Ausgeprägte Haarleukoplakie am lateralen Zungenrand und an der Zungenunterseite. Im posterioren Bereich eher flache, anterior eher zottige, hyperkeratotische Schleimhautveränderung. Die Läsion bedeckt nicht den ganzen rechten lateralen Zungenrand, sondern zeigt Bereiche mit gesunder, unveränderter Schleimhaut.

9.**16** Milde, distal der Zahnreihe gelegene Haarleukoplakie, deren Entdeckung sich schon schwieriger gestalten kann. Um auch den dorsalen Bereich inspizieren zu können, wird die herausgestreckte Zunge mit einem Gazetupfer ergriffen und zur Seite gezogen wie in Abb. 9.**15**. Anschließend wird der Zungenrand mit einem Gazetupfer abgewischt. So läßt sich nicht nur die störende Lichtreflektion durch den Speichel mindern, sondern auch gleichzeitig die Differentialdiagnose zur pseudomembranösen Kandidiasis stellen.

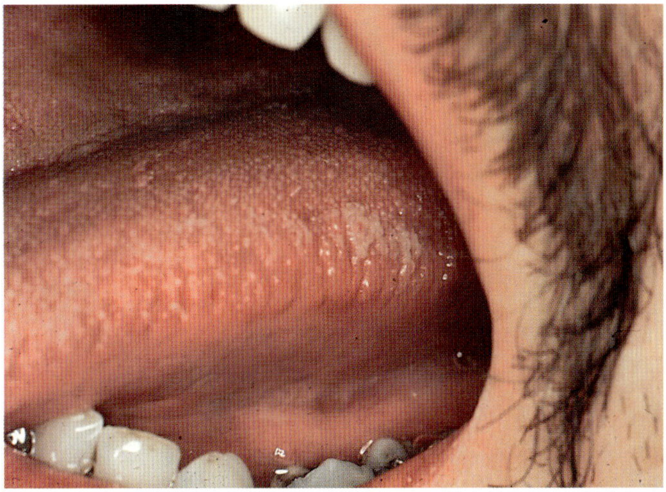

9.**18** Non-Hodgkin-Lymphom.
a Rotbläuliche, solide und gut lokalisierte hypertrophische Schleimhautveränderung an der Gingiva und vestibulären Mukosa der Regio 11/12 eines HIV-seropositiven Patienten ohne weitere HIV-Symptomatik. Der Patient bemerkte vor ungefähr 6 Wochen die ersten Zeichen einer Schwellung. Eine rein klinische Diagnose war nicht möglich, so daß sofort eine Biopsie entnommen wurde. An der distalen Tumorperipherie sind nekrotische Bezirke erkennbar, die dem Patienten seit 2 Tagen Schmerzen bereiten. Die histologische Untersuchung ergab die Diagnose eines hochmalignen Non-Hodgkin-Lymphoms. **b** Status 2 Monate nach Strahlentherapie, die vorerst zur vollständigen Tumorregression führte. In der Folge (erstmals 6 Monate nach dieser Aufnahme) rezidivierte und metastasierte der Tumor trotz Radio- und Chemotherapie mehrmals und führte schließlich zum Exitus letalis.

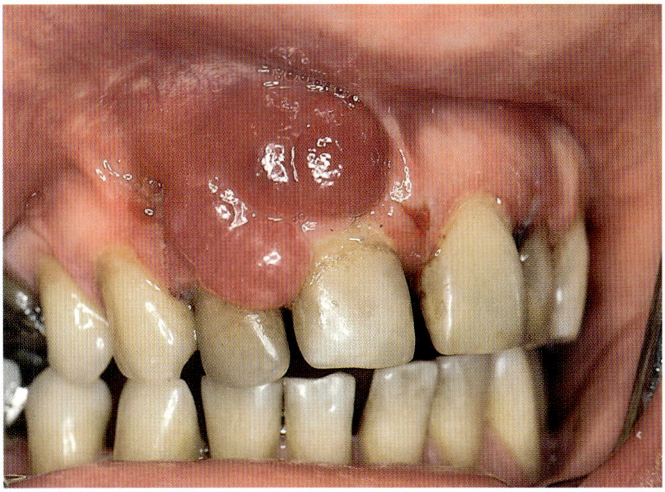

a

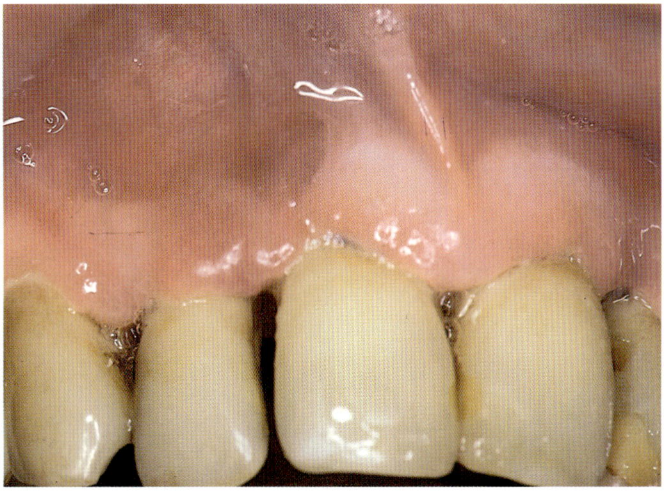

b

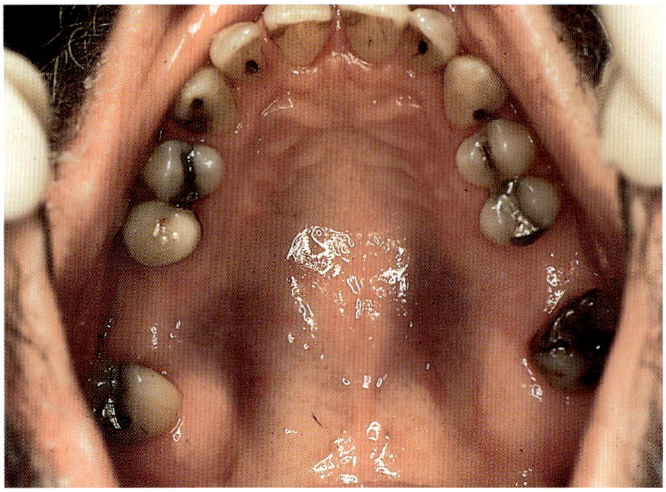

9.**17** Kaposi-Sarkom eines AIDS-Patienten bilateral am harten Gaumen im Bereich der Foramina palatina majora, hier auffallend durch violette Farbveränderung mit leichter Erhebung.

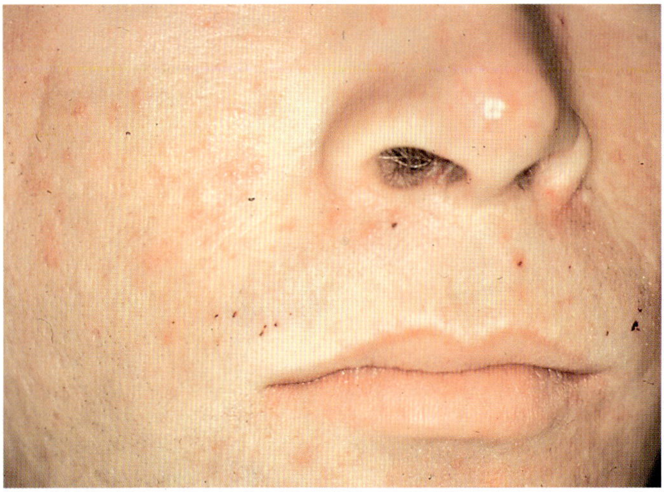

10.**1** Durch Herpes zoster verursachte bläschenförmige, schmerzhafte Läsion der rechten Wange eines HIV-seropositiven Patienten.

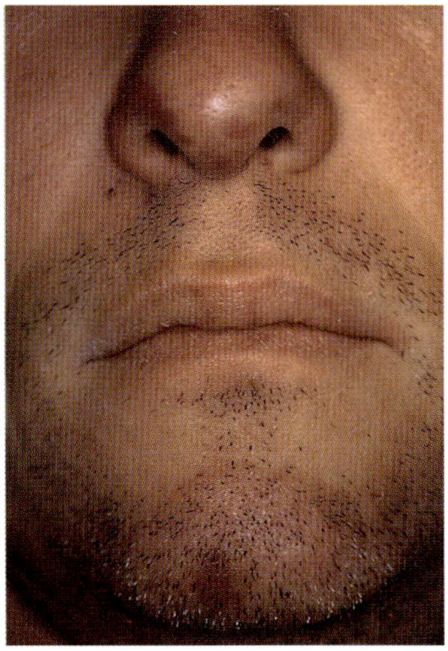

10.**2** Frühstadium eines Kaposi-Sarkoms an der Nase und am Kinn eines Patienten mit AIDS (AIDS-Flecken).

Zusammenfassung

Ätiologie: Herpes-simplex-Virus.

Klinik:
- einzelne oder multiple Bläschen auf der Schleimhaut;
- Ulzerationen, Schorfbildung;
- hohe Rezidivanfälligkeit;
- sehr schmerzhaft.

Therapie: kausal Aciclovir, Ganciclovir, Foscarnet, Vidarabin; symptomatisch Oberflächenanästhetika.

Papillomavirusläsionen

Ätiologie. Papillomaviren gehören in die Familie der tumorerzeugenden DNA-Viren. Sie sind allgemein bekannt als Erreger von Warzen (Verruca vulgaris) an Händen und Füßen. Beim HIV-infizierten Patienten kann eine hohe Tendenz zur Entwicklung von Warzen beobachtet werden.

Klinik. Durch Mikroläsionen der Haut dringt das Papillomavirus in den Körper ein und verursacht nach einer Inkubationszeit von Wochen bis Monaten an dieser Stelle Veränderungen des Epithels, die makroskopisch als Geschwülste imponieren. Sie können in verschiedenen klinischen Formen auftreten. Einige manifestieren sich als kaum erkennbare, Hyperplasien gleichende Erhebungen (Farbtafel V, Abb. 9.**13**) auf normaler Schleimhaut, andere sind bis zu einigen Millimetern hoch und weisen winzige Spitzen und Zacken auf, wiederum andere haben ein blumenkohlähnliches Aussehen (Farbtafel VI, Abb. 9.**14a**). Alle Formen können einzeln oder gehäuft auf Schleimhaut und Gingiva auftreten. Orale Warzen bergen weder besondere Gefahren für den Patienten in sich, noch sind sie mit Schmerzen verbunden; aber sie können funktionelle Einbußen und kosmetische Irritationen bewirken.

Diagnose. Sie wird aufgrund des klinischen Bildes gestellt. Das Virus kann aber mit Elektronenmikroskopie, Immunhistochemie oder anderen labordiagnostischen Methoden nachgewiesen werden.

Therapie. Die Indikation zur Therapie der Wahl, der chirurgischen Entfernung, wird aufgrund der beschriebenen Befunde gestellt. Geht man mit der scharfen Klinge vor, so ist darauf zu achten, daß großzügig in der gesunden Schleimhaut exzidiert wird. Gibt man der Laserchirurgie den Vorzug, so sind nichtbefallene Körperteile minutiös abzudecken, um die Gefahr der aerogenen Streuung der Viren und damit der Möglichkeit zur erneuten Infektion (auch des Operierenden) auf ein Minimum zu beschränken (Farbtafel VI, Abb. 9.**14a** u. **b**). Zusätzlich besteht die Möglichkeit der Kryochirurgie. Dabei wird mit flüssigem Stickstoff die Warze mit den angrenzenden Geweben abgefroren. Das Ausmaß der Erfrierung ist relativ schwer abzuschätzen, was die Methode dem Erfahrenen vorbehält. Bei allen drei Therapieformen jedoch ist die Tendenz zur Rezidivbildung sehr hoch.

Zusammenfassung

Ätiologie: Papillomavirus.

Klinik:
- Tumorbildung mit mannigfaltigen Erscheinungsbildern: flache, blumenkohlartige, gezackte Erhebungen;
- einzeln oder gehäuft;
- hohe Rezidivanfälligkeit;
- schmerz- und symptomlos.

Therapie: chirurgische Exzision (Skalpell, Kälte oder Laser).

Haarleukoplakie

1981 wurde erstmals an homosexuellen Männern im Raume San Francisco eine neue, vorher nie aufgetretene Schleimhautläsion gefunden und aufgrund ihres klinischen Erscheinungsbildes als Haarleukoplakie („hairy leukoplakia") bezeichnet (Farbtafel VI, Abb. 9.**15**). In der Folge wurden immer mehr Fälle von Haarleukoplakie in San Franzisco und anderen Städten Nordamerikas und Westeuropas beobachtet. Praktisch alle Patienten reagierten positiv auf den Antikörpertest gegen HIV. Haarleukoplakie kann heute bei allen Gruppen von HIV-Infizierten (homo- oder bisexuelle Männer, Drogenabhängige, heterosexuelle Kontaktpersonen, Empfänger von Gerinnungsfaktoren oder Bluttransfusionen) angetroffen werden. Obwohl bereits vereinzelt Fälle HIV-negativer Personen mit Haarleukoplakie in der Literatur beschrieben worden sind, gilt sie dennoch als möglicher Marker für eine HIV-Infektion.

Ätiologie. Die Ätiologie der Haarleukoplakie ist nicht vollständig geklärt. Verschiedene wissenschaftliche Studien wiesen darauf hin, daß das Epstein-Barr-Virus (EBV), der Erreger der infektiösen Mononukleose (Pfeiffer-Drüsenfieber), in Zusammenhang mit der Erkrankung steht. Das EBV ist ein weiterer Vertreter aus der Familie der Herpesviren. Mit Hilfe einer Reihe heute zur Verfügung stehender Laboranalysen ist es gelungen, die Präsenz von EBV und seine Vermehrung in Biopsien von Haarleukoplakieläsionen nachzuweisen. Über die Hintergründe, warum die Haarleukoplakie sich nur an gewissen Lokalisationen manifestiert, liegen bis heute keine schlüssigen Hinweise vor.

Klinik. Die Haarleukoplakie ist eine weiße, hyperkeratotische und daher nicht abwischbare Schleimhautveränderung (Farbtafel VI, Abb. 9.**15** und VII, Abb. 9.**16**). Sie befindet sich vornehmlich am lateralen Zungenrand, ein- oder beidseitig, manchmal auch an der Wangenmukosa. Sie ist charakterisiert durch oberflächliche, unregelmäßige Falten unterschiedlicher Ausprägung. Das Spektrum reicht von feinen, eher flachen Furchen und Erhebungen weißlicher Tönung bis zu deutlichster, die ganze Schleimhaut bedeckender Haar- (daher der Name) und Zottenbildung. In Extremfällen kann selbst die Oberseite der Zunge vollständig bedeckt sein. Die durch die hyper- und parakeratotischen Schleimhautveränderungen hervorgerufenen Furchen und Nischen sind ein bevorzugter Wachstumsort für Candida. Das eigentliche Ausmaß der Haarleukoplakie kann deshalb oft erst nach einer Therapie mit Fungiziden erkannt werden.

Diagnose. Die Vermutungsdiagnose der Haarleukoplakie erfolgt aufgrund des klinischen Bildes. Die Abgrenzung zur hyperplastischen Kandidiasis ist nicht ganz unproblematisch und erfolgt am besten histologisch. Als differentialdiagnostisches Kriterium zur pseudomembranösen Kandidiasis dient die Tatsache, daß sich die Haarleukoplakie durch forciertes Reiben und Schaben nicht entfernen läßt. Bestehen weiterhin Zweifel, so ist eine Biopsie zur zwingenden Diagnose angezeigt. Lichtmikroskopisch sind degenerative Veränderungen von Zellen und Zellkernen sowie wegen einer starken Hyperkeratose ausgeprägte Keratinausläufer, die den makroskopisch erkennbaren Haaren entsprechen, zu erkennen. Differentialdiagnostisch sind andere Formen von Leukoplakien, die hyperplastischen Kandidiasis und der Lichen ruber planus durch histologische Analysen abzugrenzen.

Therapie. Da die Patienten gewöhnlich unter keinerlei Beschwerden leiden, ist kaum je eine Therapie angezeigt. Wohl deshalb besteht bis heute keine wirksame Behandlung der Haarleukoplakie. Von verschiedenen Fällen wurde berichtet, daß eine Haarleukoplakie unter der Gabe hoher Dosen virushemmender Medikamente zum Verschwinden gebracht werden konnte, aber nach Beenden der medikamentösen Therapie rezidivierte.

Zusammenfassung

Ätiologie: HIV und EBV?

Klinik:
- weißliche, nicht abwischbare Schleimhautveränderung;
- lateraler Zungenrand, vereinzelt Wange;
- schmerz- und symptomlos.

Therapie: virushemmende Medikamente, falls kosmetisch störend (z. B. Aciclovir).

Neoplasmen

Kaposi-Sarkom

Moricz Kaposi beschrieb 1872 bei älteren Männern im Mittelmeerraum einen Tumor, den er „idiopathisches multiples Pigmentsarkom der Haut" nannte. Mitte dieses Jahrhunderts wurde endemisches Auftreten in Zentral- und Ostafrika beobachtet. Beiderorts wurden die Läsionen als langsam wachsend sowie gut auf Therapie ansprechend charakterisiert.

In Zusammenhang mit der HIV-Infektion hat das Kaposi-Sarkom zunehmend an Bedeutung gewonnen. In etwa 9–19% aller Fälle führt das Auftreten dieses Tumors zur AIDS-Diagnose. Es tritt bei den homosexuellen HIV-Trägern drei- bis viermal häufiger auf als bei den HIV-Trägern des Drogenmilieus, bei Weißen häufiger als bei Schwarzen. Bevorzugt tritt das klassische Kaposi-Sarkom als Hautläsion an den Extremitäten auf. Im Zusammenhang mit der HIV-Infektion ist das Sarkom aber wesentlich aggressiver, und auch die Therapie ist nicht unproblematisch.

Der Ursprung des Kaposi-Sarkoms liegt im Endothel von Blut- oder Lymphgefäßen. Ob es als eigentliches Neoplasma oder eher als vaskuläre Proliferation zu betrachten ist, bleibt vorerst ungeklärt. Es tritt multizentrisch auf. So können intra- oder periorale Läsionen allein oder in Zusammenhang mit viszeralen, kutanen oder Läsionen der Lymphknoten vorkommen. In 54% aller Fälle manifestiert sich das Kaposi-Sarkom intraoral.

Ätiologie und **Pathogenese** bzw. die Kofaktoren, die in Gegenwart des HIV zur Bildung von Kaposi-Sarkomen führen, bleiben vorerst ungeklärt. Die Hypothese, daß HIV-infizierte mononukleäre Zellen angiogene Faktoren produzieren, ist einleuchtend, aber bisher unbewiesen. Auch Zytomegalieviren werden genannt und näher erforscht.

Klinik. Der Tumor ist meistens violett oder rötlich, blau oder blauschwarz, manchmal auch farblos und schmerzlos (Farbtafel VIII, Abb. 9.**17**). Beim Fortschreiten besteht Tendenz zu stärkerer Pigmentierung und nodulärem, exophytischem Wachstum. Der Tumor kann flach oder erhaben, singulär oder multipel auftreten und manchmal zu zentraler Ulzeration tendieren. Am häufigsten wird der harte Gaumen betroffen. Charakteristisches Frühstadium bildet eine bilaterale Läsion im Bereich des Foramen palatinum majus; das Sarkom kann aber auch am weichen Gaumen und der bukkalen Mukosa auftreten. Gern werden die Mukosaläsionen durch Candida superinfiziert, so daß eine klinische Vermutungsdiagnose erst nach Therapie mit Fungiziden gestellt werden kann. Eine besondere Lokalisation stellt auch die Gingiva dar, wo das Kaposi-Sarkom auch einer Epulis gleichen kann. Diese gingivale Hypertrophie führt in der Folge zu Pseudotaschen, die sich sekundär infizieren können. Auch auf der Zunge wurden schon Kaposi-Sarkome beschrieben, meistens als blasse, in der Zungenmitte gelegene Läsionen.

Histologisch fallen beim frühen Kaposi-Sarkom undifferenzierte vaskuläre Kanäle auf. Meistens ist eine chronische mononukleäre Entzündung (Lymphozyten und Plasmazellen) zu beobachten. Extravasale Erythrozyten, Hämosiderinablagerungen sowie intrazelluläre, eosinophile Globuli wurden ebenfalls beschrieben. Spindelzellen sind sichtbar, aber nicht dominant und zeigen keine oder wenig Mitosefiguren. In fortgeschritteneren Stadien imponieren die prominenten Spindelzellen mit vielen Mitosefiguren, und die atypischen vaskulären Kanäle werden seltener. Die sogenannten „eosinophilic bodies" sind oft schwer von extravasalen Erythrozyten zu unterscheiden, zeigen jedoch im ultravioletten Licht eine gewisse Fluoreszenz.

Therapie. Das intraorale Kaposi-Sarkom wird meistens nicht isoliert als solches behandelt, solange es zu keinen funktionellen oder ästhetischen Störungen führt. Gerade ästhetische Beeinträchtigungen (AIDS-Flecken) sind aber beim Kaposi-Sarkom im Kopfbereich sehr häufig. Solitäre Sarkome können mit Laserchirurgie entfernt werden.

Die Strahlentherapie ist die gängigste und erfolgreichste Methode zur Behandlung des Kaposi-Sarkoms. Gerade bei einigermaßen lokalisierten kutanen Läsionen ist Bestrahlung die Therapie der Wahl, obschon auch Ganzkörperbestrahlungen durchgeführt werden können. Die Mundhöhle stellt im Zusammenhang mit Radiotherapie besondere Ansprüche. Nicht oder nur schwer zu behandelnde unspezifische Mukositis, Parodontitis, Exazerbationen von klinisch stummen periapikalen Läsionen usw. können als Folgen der Radiotherapie auftreten. Sie sind beim Immungeschädigten besonders hartnäckig und gehören dann wieder in das Fachgebiet des Zahnarztes. Die Indikation zur Strahlentherapie muß daher in Zusammenarbeit von Radiologen und Zahnarzt sehr sorgfältig gestellt werden. Wie jeder Strahlentherapie im Mundbereich muß auch dieser eine zahnärztliche Sanierung vorausgehen. Es sollte nicht mit einer Bestrahlung begonnen werden, bevor nicht alle kariösen, paradontalen und periapikalen Läsionen saniert sind. Dabei ist anzustreben, möglichst alle Zähne zu erhalten und lediglich jene mit nicht oder nur ungenügend behandelbaren pathologischen Prozessen zu extrahieren. Lege artis endodontisch behandelte Zähne sowie Zähne mit reduziertem, aber gesundem Parodont stellen kein Risiko dar und können erhalten werden.

Nach einer gewissen Zeit tritt das Kaposi-Sarkom häufig an neuen Lokalisationen und/oder als Rezidiv auf. Wegen der kumulativen Strahlenbelastung hat die Strahlentherapie einmal ihre Grenzen erreicht. Klassische Chemotherapie (mit Actinomycin D und Vinblastin, eventuell in Kombination mit Decarbacin) zeigt leider nicht die erhofften Resultate. Noch in der experimentellen Phase ist die Anwendung von Interferonen. Diese fördern die natürliche Killerzellaktivität und sind weit weniger immunsuppressiv als zytotoxische Chemotherapeutika. Sowohl Interferon A als auch α_{2a} wurden bereits eingesetzt, und vor allem letzteres hatte (allein oder in Kombination mit Vinblastin oder Vincristin) länger dauernde Tumorregressionen zur Folge.

Zusammenfassung

Ätiologie: unbekannt.

Klinik:
- solitär oder multilokal (klassisch bilateral am harten Gaumen);
- meistens violett oder rötlichblau;
- schmerzlos.

Therapie: palliativ, evtl. radiologisch, laserchirurgisch.

Non-Hodgkin-Lymphom

Neben dem Kaposi-Sarkom ist das Non-Hodgkin-Lymphom das am häufigsten auftretende Malignom beim HIV-Patienten, weit über 100 Fälle wurden bereits beschrieben (Farbtafel VII, Abb. 9.**18a**). B-Zell-Lymphome sind außerdem eine gut bekannte Komplikation bei längerdauernder medikamentöser Immunsuppression. Klinisch, histologisch und therapeutisch unterscheidet sich das Lymphom beim HIV-Seropositiven nicht vom klassischen (Farbtafel VII, Abb. 10.**18b**).

Zusammenfassung

Ätiologie: unbekannt.

Klinik:
- konsistente, manchmal derbe Schwellung;
- von intakter Schleimhaut bedeckt, manchmal durch Trauma ulzeriert;
- keine bevorzugte Lokalisation;
- schmerzlos, Schmerzen nur durch Verletzung des Tumors.

Therapie: meist radiologisch.

Spinalzellkarzinom

Im ersten Bericht über orale Manifestationen von AIDS (Lozada u. Mitarb. 1982) und auch in den Folgeberichten der gleichen Gruppe wird in mehreren Fällen das Auftreten von Spinalzellkarzinomen beschrieben. Eine hohe Prävalenz dieses Karzinoms in einer so jungen Population ist in der Tat außergewöhnlich. Die Frage nach der Relation mit dem HIV ist aber ebensowenig geklärt wie eine mögliche Assoziation mit dem Epstein-Barr-Virus. Dieses Virus wurde mit nasopharyngealen Karzinomen in Verbindung gebracht und ist bei der homosexuellen Bevölkerung wesentlich häufiger und in höheren Konzentrationen zu entdecken als in einer Vergleichspopulation.

Zusammenfassung

Ätiologie: unbekannt.

Klinik:
- gerötete oder farbunveränderte lokalisierte Schwellung;
- meist am Zungenrand oder im Mundboden;
- Neigung zu zentraler Ulzeration;
- meistens schmerzlos.

Therapie: chirurgische Entfernung, Radio- oder Chemotherapie.

Manifestationen mit unbekannter Ätiologie

Aphthen

Beim HIV-Positiven scheint eine klare Tendenz zu erhöhter Anfälligkeit für Aphthen zu bestehen, verbunden mit beim Gesunden in diesem Ausmaß nicht beobachteter Rezidivhäufigkeit und Verweildauer.

Ätiologie. Aphthen treten ohne bekannte Ursachen auf und verschwinden meist innerhalb weniger Tage bis Wochen. Zur Zeit kann über die Ätiologie von aphthösen Ulzerationen nur spekuliert werden. Humorale Faktoren, Immunzelldefekte, Allergien auf Nahrungsmittel, Streß und virale Faktoren unbekannter Herkunft werden als mögliche Ursachen diskutiert.

Klinik. Aphthen sind Läsionen der oralen Schleimhaut, die durch klar begrenzte, weißliche, mit Fibrin bedeckte Ulzera von einigen Millimetern Ausdehnung, umgeben von einem erythematösen Hof charakterisiert sind. Sie sind vornehmlich an der Gingiva lokalisiert, können aber auch anderswo an der oralen Mukosa angetroffen werden. Aphthen sind in der Regel schmerzhaft, und die Nahrungsaufnahme kann in Fällen mit multiplen Aphthen sehr erschwert sein.

Diagnose. Die Diagnose erfolgt aufgrund der Anamnese und des klinischen Bildes. Differentialdiagnostisch sind hauptsächlich durch Herpesviren verursachte Läsionen auszuschließen.

Therapie. Da über die Ätiologie von rezidivierenden Aphthen nichts Schlüssiges bekannt ist, steht keine kausale Therapie zur Verfügung. Verschiedene Lösungen, Tinkturen und Salben werden mit unterschiedlichem Erfolg angewendet. Als Wirkstoffe enthalten sie meist Corticosteroide oder säurehaltige Pflanzenextrakte. Zur beschleunigten Heilung sollten Sekundärinfekte mit Chlorhexidinspülungen weitgehend unterdrückt werden. Um die oft starken Schmerzen zu lindern, leistet die Applikation oberflächenanästhesierender Medikamente wertvolle Dienste.

Zusammenfassung

Ätiologie: unbekannt.

Klinik:
- klar begrenzte, weißliche Ulzera;
- erythematöser Hof;
- vornehmlich an bukkaler Mukosa, Zunge und Mundboden;
- sehr schmerzhaft.

Therapie: Corticosteroide, Pflanzenextrakte.

Ulzera

Als Folge der rasch fortschreitenden HIV-assoziierten Gingivitis können sich am Margo gingivae oberflächliche Ulzera entwickeln. Selbst nach erfolgreicher Parodontaltherapie können solche Läsionen während längerer Zeit persistieren und heftige Schmerzen verursachen. Es gibt heute Hinweise darauf, daß das Zytomegalievirus für das Entstehen derartiger Ulzera verantwortlich sein könnte, indem es Endothelzellen infiziert, pathologisch verändert und durch eingeschränkte Blutversorgung eine periphere Nekrose verursacht. Das Zytomegalievirus ist ein Vertreter aus der Familie der Herpesviren und wird beim Erwachsenen, obwohl über 50% seropositiv für Zytomegalievirus sind, fast ausschließlich als Folge eines gestörten Immunsystems klinisch manifest.

Eine kausale Therapie ist bisher nicht bekannt; man muß sich auf die Linderung der Symptome mit oberflächenanästhesierenden Medikamenten beschränken.

Orale Pigmentierungen

Wegen der kritischen Abgrenzung gegenüber anderen Läsionen ist den HIV-assoziierten oralen Pigmentierungen besondere Aufmerksamkeit zu schenken.

Ätiologie. Die Ursache für die Entstehung von HIV-assoziierten oralen Pigmentierungen ist unbekannt. Verschiedene mögliche Faktoren werden zur Zeit diskutiert: Virusinfektion, medikamentöse Therapie (AZT), funktionelle Beeinträchtigung der Mukosa und subklinische Störung des Adrenalinmetabolismus.

Klinik. Klinisch manifestieren sie sich als bräunliche bis schwarze Verfärbung unterschiedlicher Ausdehnung. Oft sind sie über das Niveau der umgebenden Schleimhaut leicht erhaben und treten an verschiedenen Lokalisationen gleichzeitig auf. Das histologische Bild zeigt Melanineinlagerungen in der Basalzellschicht des Epithels.

Diagnose. Die Diagnose hat stets histologisch zu erfolgen, da ähnlich aussehende, bösartige Veränderungen der Schleimhaut (z. B. Melanome) ausgeschlossen werden müssen. Als Behandlung kann einzig die Exzision angeboten werden.

Zusammenfassung

Ätiologie: unbekannt.

Klinik:
- bräunliche bis schwarze Verfärbungen;
- multipel an verschiedenen Lokalisationen;
- symptomlos.

Therapie: eventuell Exzision.

Krankheiten der Speicheldrüsen

In der Literatur existieren verschiedene Berichte über Schwellungen der Ohrspeicheldrüse (Glandula parotis) beim HIV-positiven Patienten. Aber auch pathologische Veränderungen der anderen großen und der akzessorischen Speicheldrüsen sind beschrieben worden. Die Schwellungen können zu unterschiedlichen Zeitpunkten während der HIV-Erkrankung auftreten und sind in der Mehrzahl der Fälle mit reduziertem Speichelfluß verbunden. Schwellungen der Speicheldrüsen scheinen mit tiefen T_4-Zellen-Zahlen und einem erhöhten Risiko für AIDS in Zusammenhang zu stehen. Bezüglich Ätiologie und wirksame Therapieformen für diese dem Sjögren-Syndrom gleichende Erkrankung sind keine schlüssigen Informationen vorhanden.

10 Extraorale Manifestationen im Kopfbereich

Pilzinfektionen

Kandidiasis

Durch Candidainfektionen verursachte pathologische Veränderungen der Haut im Kiefer-Gesichts-Bereich sind wesentlich seltener anzutreffen als die oralen Manifestationen. Die modifizierenden systemischen Faktoren für beide Affektionen sind die gleichen. Die Kandidiasis kann als Folge einer verringerten zellulären Abwehrfunktion auftreten, oder sie kann sich als opportunistische Infektion aufgrund einer massiven Störung der normalen Besiedlungsflora etablieren.

Gewöhnlich finden sich auf der befallenen Haut unregelmäßige rote oder bräunliche Flecken, oft mit starker Schuppung und Ausbreitungstendenz. Mitunter kann auch eine akute generalisierte Kandidiasis der Haut beobachtet werden. Die Patienten klagen über Juckreiz und brennende Schmerzen. Histologisch können abszedierende Entzündungen und Granulombildung festgestellt werden.

Therapeutisch werden die gleichen Medikamente wie bei der intraoralen Kandidiasis in der entsprechenden Darreichungsform verordnet (S. 35).

Virale Infektionen

Herpesläsionen

Gelegentlich sind beim HIV-Positiven Zeichen von Herpes-zoster-Virus-Infektionen zu beobachten. Der Herpes zoster ist eine Erkrankung Erwachsener, während die Varizellen eine durch das identische Virus verursachte, aber klinisch klar unterscheidbare Krankheit im Kindesalter darstellen.

Das Virus zeigt eine besondere Affinität zu den Abkömmlingen des Ektoderms, der Haut und des Zentralnervensystems. Die Herpes-zoster-Erkrankung ist meist eine Folge der Reaktivierung einer latenten, früher stattgefundenen Infektion.

Klinisch ist der Herpes zoster durch meist unilaterale Eruptionen im Innervationsgebiet eines Ganglions gekennzeichnet. Neben den für unser Gebiet wichtigen Infektionen der Äste des Trigeminus sind die unter dem Namen Gürtelrose bekannten Affektionen von besonderer medizinischer Bedeutung (Farbtafel VIII, Abb. 10.**1**). Von Schmerzen begleitete Entzündungen spielen sich in den Spinalganglien sowie den entsprechenden Haut- und gelegentlich auch Schleimhautpartien ab. Es bilden sich rasch in Gruppen angeordnete Bläschen mit erst klarem, später eitrigem Inhalt. Die Bläschen brechen auf, erosieren, und es kommt zu Schorfbildung. Die Läsionen heilen in der Folge meist ohne sichtbare Spuren ab. Nicht selten aber bleiben neuralgiforme Beschwerden zurück.

Die bei den intraoralen Herpesläsionen besprochene Medikamentengruppe (S. 40) wird auch bei der Behandlung extraoraler Affektionen eingesetzt.

Papillomaviruslasionen

Wie die intraoralen werden auch die extraoralen Warzen aufgrund ihres klinischen Erscheinungsbildes unterschieden. Obwohl sie je nach Lokalisation verschiedene Gestalt aufweisen können, werden sie doch einheitlich von Papillomaviren verursacht. Histologisch gesehen handelt es sich um Fibroepitheliome.

Klinisch treten die Papillome einzeln oder in Gruppen auf. Bevorzugte Lokalisationen sind Lippen und Wangengegend, aber auch andere Körperregionen können befallen sein; so werden auch anale, genitale und plantare Warzen beschrieben. In ihren Erscheinungsformen gleichen sie den in der Mundhöhle beobachteten Warzen (S. 41).

Die *Therapie* der Wahl besteht in der Exzision. Es ist aber mit einer hohen Rezidivrate zu rechnen.

Neoplasmen

Kaposi-Sarkom

In den USA zeigen AIDS-Patienten aus New York und Kalifornien höhere Inzidenzen des Kaposi-Sarkoms als Patienten aus allen anderen Regionen. Das im letzten Jahrhundert beschriebene klassische Kaposi-Sarkom tritt vorwiegend an den Beinen auf und bleibt meist auch auf diese Lokalisation beschränkt. Im Zusammenhang mit der HIV-Infektion tritt das Kaposi-Sarkom auch am Rumpf, an den Armen und am Kopf auf. Auch am Kopf bildet das Kaposi-Sarkom singuläre oder multiple rosarota, rote oder violette Flecken oder Knoten. Diese Läsionen werden mit der Zeit größer und dunkler und führen so oft zu kosmetischen und psychischen Problemen; erst diese stellen dann die Indikation zu einer eventuellen Therapie, denn die Hautläsionen verlaufen schmerzfrei. Der Befall der Nase, der Wangen sowie des Nackens sind dokumentiert (Farbtafel VIII, Abb. 10.**2**). Daten über bevorzugte Lokalisation am Kopf sind zur Zeit noch nicht erhältlich.

Beim immungeschwächten Patienten ist bis heute noch keine *Therapie* mit anhaltendem Erfolg beschrieben worden. Chemotherapie, Radiotherapie sowie Laserchirurgie zeigen nur vorübergehende Erfolge, da die Rezidivrate extrem hoch ist. Erfolgreich experimentiert wird zur Zeit mit Interferonen. Unter deren Einfluß konnte bei homosexuellen AIDS-Patienten bereits längerdauernde Tumorregression beobachtet werden.

Außer an der Haut und den oralen Schleimhäuten wurden auch Kaposi-Sarkome im Gastrointestinaltrakt, in Lymphknoten, Lunge, Leber, Pankreas, Nebennieren, Nieren und Hoden gefunden.

11 Infektionskontrolle in der Praxis

Inaktivierung des HI-Virus

Nach ursprünglicher Unsicherheit über die Stabilität des HIV liegen inzwischen mehrere gut dokumentierte Untersuchungen zur Inaktivierbarkeit des Virus vor. Die durchgeführten experimentellen Studien zeigten, daß das HIV wegen seiner Retrovirusnatur gegen Desinfektionsmittel wesentlich empfindlicher ist als das Hepatitis-B-Virus. Daher können zur Inaktivierung des HIV alle Substanzen und Verfahren verwendet werden, die sich zur Verhütung von Infektionen mit Hepatitis-B-Virus bewährt haben. Bei der Auswahl geeigneter Präparate kann man sich auf die Desinfektionsmittelliste der entsprechenden Stellen des jeweiligen Landes stützen. Die in der Liste aufgeführten Desinfektionsmittel (Tab. 11.**1**) besitzen unterschiedliche mikrobiologische Wirkspektren; zur Inaktivierung von Viren geeignete Präparate sind *besonders gekennzeichnet.*

Tabelle 11.**1** Zur Inaktivierung von Viren geeignete Flächendesinfektionsmittel (Liste des Bundesgesundheitsamtes vom 1. 6. 1987)

Desinfektionsmittel	Hersteller
Aldehyde	
Aldasan 2000	Lysoform
Antiseptica-Flächendesinfektion 7	Antiseptica
Aldospray Konz	Lysoform
Bacillocid	Bode Chemie
Buraton 10 F	Schülke & Mayr
Buraton 25	Schülke & Mayr
Demykosan	Bayrol
Demykosan R 100	Bayrol
Demykosan SK	Bayrol
Desomed A 2000	Desomed
Divosept DR 75	Diversy
Desinfektionsreiniger Hospital	Dreiturm Chemie
Eldaxan	Elma
Euroclean	Elektrolux
Fink-Antisept B	Fink-Chemie
Formaldehyd-Lösung DAB 9 (Formalin)	
Haka-Flächendesinfektion	Hakawerk
Hansa-Sept	Lettermann
Herold-Dessan	Franken-Chemie
Hygan-o-sept	Hygan
Incidin GG	Henkel
Incidin-perfekt	Henkel
Indulfan	Henkel
Kohrsolin	Bode Chemie
Kohrsolin spezial	Bode Chemie
Leverdes Flächendesinfektion	Lever Industrie
Liposol	Von der Lippe
Lyso FD 10	Schülke & Mayr
Lysoform	Lysoform
Lysoformin	Lysoform
Lysoformin 2000	Lysoform
Malsept	Braun Melsungen
Melsitt	Braun Melsungen
Mucocit R	Merz
Nägelin S	Nägele
Nüscosept	Dr. Nüsken Chemie
Preptic Flächen-Desinfektion	Johnson & Johnson
Septanin 0,1	Schür
Tegodor	Goldschmidt
Tegodor forte	Golschmidt
Tegofektol	Goldschmidt
Ultrasol F	Fresenius
Weigosept DF	Dr. Weigert
Witty-WT 2	Witty Chemie
ZET-GE Desinfektion	Zeller + Gmelin
Chlorabspalter	
Aktivin	von Heyden Feldmann Chemie
Chloramin-T DAB 9	
Chloramin 80 „Heyden"	Lysoform
Clorina „Heyden"	von Heyden
Steribayrol	Bayrol

Verhalten bei akzidenteller Exposition gegen HIV und Hepatitisviren

Selbst die strikte Einhaltung von hygienischen Vorsichtsmaßnahmen kann nicht in jedem Fall die Exposition gegen Blut oder andere Körperflüssigkeiten von infizierten Patienten verhindern. Dies gilt besonders für Stich- oder Schnittverletzungen, bei denen auch Schutzhandschuhe durchtrennt werden. Für den Verletzungsfall müssen klare Handlungsanweisungen bestehen, die den Beschäftigten im Gesundheitswesen bei regelmäßig wiederholten Schulungsveranstaltungen vermittelt werden sollten.

Grundsätzlich sollte bei allen Verletzungen der Haut mit scharfen Gegenständen die Wunde mit PVP-Jod-Lösung oder Jodtinktur gespült werden. Bei einer Kontamination der Schleimhäute mit Blut oder anderen Körperflüssigkeiten sollte mit geeigneter Pufferlösung (Augen) oder PVP-Jod-Mundantiseptikum (Mund) mehrfach gespült werden. Bei Verunreinigung der intakten Haut sollte sofort eine Desinfektion mit alkoholischen Hautdesinfektionsmitteln durchgeführt werden.

Stich- oder Schnittverletzungen sollten unbedingt dem Dienstvorgesetzten gemeldet werden. Bei parenteral exponierten Personen muß eine serologische Untersuchung des HIV-Antikörper-Status erfolgen. Nach den Empfehlungen des Bundesgesundheitsamtes sollte die Testung auf HIV-Antikörper nach 3, 6, 12, 26 und 52 Wochen wiederholt werden, um eine HIV-Serokonversion frühzeitig erkennen zu können. Das Auftreten von akuten fieberhaften Erkrankungen innerhalb einiger Wochen nach dem Verletzungsereignis muß durch eingehende medizinische Untersuchung abgeklärt werden. Das Expositionsrisiko kann durch serologische Untersuchungen des Indexpatienten auf Marker einer Infektion mit HIV oder Hepatitisviren bestimmt werden.

In letzter Zeit wurde die Möglichkeit einer frühen postexpositionellen Chemoprophylaxe gegen HIV-Infektionen diskutiert. Nach dem gegenwärtigen Kenntnisstand über den Replikationszyklus des HIV könnte die sofortige Einnahme einer Hemmsubstanz der reversen Transcriptase (z. B. Azidothymidin) nach akzidenteller Inokulation die Integration des HIV-DNA-Provirus in das Wirtszellgenom verhindern und damit die HIV-Replikation unterbrechen. Die orale Verabreichung von Azidothymidin sollte über 14 Tage fortgeführt werden. Die Wirksamkeit der postexpositionellen Chemoprophylaxe gegen HIV-Infektionen muß auf breiter Basis geprüft werden, bevor eine generelle Empfehlung zu ihrer Anwendung ausgesprochen werden kann.

Die Möglichkeit zu einer präexpositionellen Immunprophylaxe gegen HIV-Infektionen durch aktive Schutzimpfung besteht bisher nicht (Tab. 11.**2**). An der Entwicklung von HIV-Impfstoffen wird intensiv gearbeitet; es ist jedoch nicht damit zu rechnen, daß sichere und wirksame Impfstoffe gegen HIV-Infektionen innerhalb der nächsten 5 Jahre zur Verfügung stehen werden. Im Gegensatz zur Situation der HIV-Schutzimpfung bildet die aktive Immunprophylaxe die Basis des Schutzes gegen Infektionen mit dem Hepatitis-B-Virus. Dem berufsbedingt hohen Risiko der Hepatitis B in medizinischen oder zahnmedizinischen Einrichtungen sollte daher unbedingt durch aktive Impfung des Personals begegnet werden. Die seit 1982 zugelassenen Impfstoffe gegen Hepatitis B haben sich weltweit bei Anwendung an mehreren Millionen Impflingen als sicher und wirksam erwiesen. Bei parenteraler Exposition gegen Blut oder andere Körperflüssigkeiten sollten daher neben dem HIV-Antikörper-Status auch Antikörper gegen das Oberflächenantigen des Hepatitis-B-Virus (Anti-HBs) bestimmt werden. Bei Geimpften oder natürlich immunen Personen gilt

Tabelle 11.**2** Möglichkeiten zur Immunprophylaxe nosokomialer Virusinfektionen

Virus	Immunprophylaxe
Human immunodeficiency virus (HIV)	nein
Hepatitis-C-Virus	nein
Hepatitis-B-Virus	ja (aktiv, passiv)

der Nachweis von Anti-HBs als sicherer Schutz vor Infektionen mit dem Hepatitis-B-Virus. Weitere Maßnahmen sind daher nicht nötig. Bei nicht durchgeführter oder lange zurückliegender Impfung (kein Nachweis von Anti-HBs) muß möglichst bald nach Exposition (bis zu maximal 48 Stunden) eine passive Immunprophylaxe durch die Verabreichung von Hepatitis-B-Immunglobulin durchgeführt werden. Die passive Immunisierung mit Anti-HBs-haltigen Präparaten vermittelt einen sofort einsetzenden Schutz. Da das berufliche Expositionsrisiko gegen Hepatitis-B-Virus bei Beschäftigten im Gesundheitswesen dauerhaft vorhanden ist, sollte neben dem Sofort- auch ein Langzeitschutz angestrebt werden. Dies wird durch aktive Immunisierung mit Hepatitis-B-Impfstoff erreicht. Die kombiniert passiv-aktive Immunprophylaxe ist das Verfahren der Wahl bei akzidenteller Exposition nichtimmuner Personen gegen Hepatitis-B-Virus.

Impfstoffe gegen Hepatitis-Non-A-non-B-Viren sind gegenwärtig nicht verfügbar. Nach lange Zeit ergebnislosen Bemühungen ist einer amerikanischen Arbeitsgruppe 1988 die partielle molekularbiologische Charakterisierung eines Vertreters aus dieser Virusgruppe (Hepatitis-C-Virus) gelungen. Serologische Nachweisverfahren für diese perkutan übertragene Form der Hepatitis-Non-A-non-B befinden sich bereits in der Prüfung. Auch die Entwicklung eines Impfstoffs gegen Hepatitis C unter Nutzung gentechnologischer Herstellungsmethoden erscheint nun möglich. Bis zur Einsatzfähigkeit eines Impfstoffs zum Schutz vor Infektionen mit Hepatitis-C-Virus werden aber noch mehrere Jahre intensiver Entwicklungs- und Prüfarbeit notwendig sein.

Zusammenfassung

Bei Kontamination mit HIV oder Hepatitisviren:
- Spülen mit Antiseptikum.
- Meldung an Dienstvorgesetzten.
- Überprüfung des serologischen Befundes (Anti-HIV, Anti-HBs).
- Eventuell Chemoprophylaxe mit Azidothymidin (HIV).
- Aktive Immunprophylaxe gegen Hepatitis B.

Schutzmaßnahmen

Mit der Durchführung von Schutzmaßnahmen in der Zahnarztpraxis (Tab. 11.**3**) werden grundsätzlich zwei Ziele verfolgt:

- Verhinderung der Übertragung von Keimen vom Behandlungsteam auf den Patienten oder von Patient zu Patient.
- Verhütung von Infektionen des zahnärztlichen Behandlungsteams inklusive Reinigungspersonal und Mitarbeiter des zahntechnischen Labors mit Erregern von Patienten.

Verhütung der HIV-Infektion in der Praxis heißt konkret, daß an erster Stelle der Kontakt mit Blut und Blutbestandteilen zu vermeiden ist. Um dieses Ziel zu erreichen sind mehrere Maßnahmen, die in drei Kategorien eingeteilt werden können, notwendig.

prophylaktische Maßnahmen:
- bauliche Gegebenheiten und Maßnahmen,
- organisatorische Maßnahmen,
- Verhütung von Verletzungen,
- Pflege der Hände;

passive Maßnahmen:
- Schutzimpfung,
- Schutzkleidung,
- Schutzzubehör;

aktive Maßnahmen:
- tägliches Hygienebewußtsein,
- Desinfektion der
  - Hände,
  - Instrumente,
  - Materialien,
  - Oberflächen und Apparaturen;

Tabelle 11.**3** Allgemeine Hygienemaßnahmen zur Verhütung von Infektionen mit HIV und Hepatitisviren im Gesundheitswesen

Schutz vor Kontamination	Handschuhe, Mund-Nasenschutz, Schutzbrille
Schutz vor Verletzung	Sorgfalt im Umgang mit scharfen Gegenständen
Gesicherte Entsorgung	punktionssichere und flüssigkeitsdichte Behälter

– Sterilisation:
  - Sterilisationsart,
  - Aufbewahrung von Sterilgut.

Prophylaktische Maßnahmen

Bauliche Maßnahmen

Eine architektonisch klare Trennung zwischen Behandlungsräumen und Verwaltung ist meist nicht realisierbar. Die zahnärztliche Praxis ist ein Ambulatorium mit einem großen Patientenverkehr. Sprechzimmer, Sterilisationsraum und die Verbindungswege gelten als Hygienezone. Die Fußböden dieser Zone sind glatt und fugenfrei sowie naß abwischbar. Sie werden durch Schuhe mit Straßenstaub sowie durch absinkenden Spraynebel dauernd stark verschmutzt und sind praktisch kaum zu desinfizieren. Die Einrichtungen sollen porenfreie Oberflächen aufweisen.

Priorität hat eindeutig das Arbeitsfeld (Radius ca. 2 m) der Patientenbehandlung, wo auch bei jedem Patientenwechsel besondere Hygienemaßnahmen durchgeführt werden. Fußböden und Oberflächen dieser Zone werden mindestens am Ende des Arbeitstages mit einem langwirkenden Flächendesinfektionsmittel behandelt. Außerhalb dieser Zone wird naß gewischt, um die Staubbildung zu verhindern, und einmal wöchentlich desinfiziert. Teppiche und andere textile Bodenbeläge in Sprechzimmer und Sterilisationsraum sind nicht hygienefähig und darum wenig sinnvoll.

Frischwasser ist in der Regel bakteriologisch sauber und wird erst in der Praxis in Filtern, Wasseraufbereitungsanlagen und im Dentalgerät mit Mikroorganismen verseucht. Das Durchlaufenlassen (ca. 3 Minuten) aller Leitungen (Turbinen, Mikromotoren, Mehrfunktionenspritzen, Zahnsteinentfernungsgeräte usw.) zu Beginn des Arbeitstages führt zu einer Reduktion der Keimzahlen und ist daher sinnvoll. Verkeimte Wasserleitungen sind ein schwieriges Problem von der Entdeckung bis zur Behebung, die oft nur durch den Austausch ganzer Leitungspartien möglich ist.

Organisatorische Maßnahmen

Mit Kenntnis der praxisinternen Betriebsabläufe wird ein Praxiskonzept mit möglichst wenigen und einfachen, aber wirkungsvollen Hygienemaßnahmen erarbeitet. Als Kurzfassung dient ein Hygieneplan, der an markanter Stelle angeschlagen werden kann. Die Aufgabenzuteilung und die Kontrolle muß vom Chef vorgenommen werden. Tab. 11.**5** (S. 66) zeigt beispielhaft einen solchen Plan. Weitere z.T. ausführlichere Hygienepläne wurden unter anderen auch vom Deutschen Arbeitskreis für Hygiene in der Zahnarztpraxis (DAHZ) sowie in der Schweiz von der Zahnärztegesellschaft (SSO, Kommission für Praxishygiene) und vom Kantonszahnarzt des Kantons Zürich vorgelegt.

Im Behandlungszimmer ist darauf zu achten, daß zwischen sauberen und kontaminierten Gegenständen eine klare Trennung besteht, was die Keimverschleppung in die Bereiche der Praxisverwaltung verringern hilft (Abb. 11.**1** und 11.**2**). So sind Krankengeschichte, Schreibmaterial, Röntgenbilder und anderes örtlich getrennt von den mit dem Patienten in Berührung kommenden Gegenständen zu halten. Zudem sollten sie außerhalb der durch Aerosole kontaminierten Zone liegen. Diese Zone hat einen Radius von ungefähr 2 m im Umkreis des Behandlungsfeldes. Ist eine solche Trennung aus zwingenden Gründen nicht durchführbar, so besteht die Möglichkeit, Unterlagen, die während der Behandlung beigezogen werden müssen, vorher in desinfizierbare Plastiktaschen zu stecken.

Das Festlegen von Verantwortlichkeiten, das Delegieren von Kontrollaufgaben an Assistent und Chefgehilfin ist wichtig. Motivation zur Hygiene soll aber auf allen Stufen möglich sein, und Hygienesünder sollen erkannt werden.

Verhütung von Verletzungen

Wie auf S. 50 beschrieben, besteht die hauptsächliche Gefahrenquelle der Infektion mit HIV im Gesundheitswesen in der akzidentellen Verletzung mit scharfen Gegenständen. Am Anfang der Prävention steht die

Information des gesamten Teams über die Verletzungs- und Infektionsrisiken. Gemäß verschiedenen Untersuchungen ist das mit der täglichen Reinigung der Instrumente betraute Personal besonders gefährdet. Durch Aufklärung über Natur und Übertragungswege von HIV und Hepatitisviren kann beim Personal ein Risikobewußtsein beim Umgang mit Blut oder blutverunreinigtem Material hervorgerufen werden. Instrumente, die nur einmal verwendet werden, sollten bereits am Patienten sofort nach Gebrauch in punktionssichere Behälter gegeben werden. Diese Behälter sollten nach Möglichkeit auch vom Behandler direkt erreichbar sein, damit ein Handwechsel oder ein erneutes Ergreifen vermieden werden kann.

Im Umgang mit scharfen Instrumenten, die während der Behandlung mehrmals verwendet werden müssen, ist für den Behandler selbst und seine Assistenz besonders vorsichtiges Arbeiten und strikte Disziplin geboten. So sollten Injektionsnadeln nur mit einer Hand in die Kappe zurückgesteckt werden und Skalpelle sowie andere scharfe und spitze Instrumente (Scaler, Sonden usw.) an einen eigens dafür vorgesehenen Ort, am besten in eine gedeckte Schale, gegeben werden. Tritt dennoch eine akzidentelle Verletzung auf, so ist das auf S. 50f beschriebene Verhaltensprotokoll zu konsultieren.

Alles verwendete Material wird nach Gebrauch nur mit starken Haushaltgummihandschuhen angefaßt, Einwegmaterial wird direkt entsorgt. Dabei sind unbedingt punktionssichere Behälter zu verwenden; damit besteht auch für das Putzpersonal, die Müllabfuhr usw. keine Infektionsgefahr. Außerdem sind Abfallcontainer und Schutthalden beliebte Kinderspielplätze.

Abwasser, Abläufe, Absauganlage und Amalgamabscheider sind wie der Fußboden immer kontaminiert, und eine Desinfektion ist nicht sinnvoll. Daher sind bei Arbeiten im Abwasserbereich immer Handschuhe, Schutzmaske und Schutzbrille zu tragen.

Passive Maßnahmen

Schutzimpfung

Die Hepatitis-B-Impfung schützt gegen die wichtigste zahnmedizinische Berufsinfektion. Das gesamte Praxisteam, aber auch Zahntechniker und Putzpersonal sollten geimpft werden. Nach der Grundimmunisierung muß durch Titerbestimmung der Antikörper die Wirksamkeit der Impfung regelmäßig kontrolliert werden. Ist dies z. B. aus organisatorischen oder Kostengründen nicht machbar, so soll regelmäßig und nach neuesten Angaben des Impfstoffherstellers die Injection de rappel erfolgen.

Gegen die Hepatitis A, Hepatitis Non-A-non-B, Hepatitis C, Hepatitis Delta und Hepatitis E sowie andere virale Infektionen gibt es bisher keine Schutzimpfung.

Schutzkleidung

Kochfeste Arbeitskleidung, die nur am Arbeitsplatz getragen wird, vermindert das Risiko der Keimverschleppung außerhalb der Praxisräumlichkeiten. Kurzärmlige Modelle verhindern die Keimverschleppung über die Manschetten. Auch sollte die Kleidung vorne geschlossen sein. Da sowohl Aerosole als auch Blut- und Speichelspritzer zwangsläufig zu Verunreinigung und Kontaminierung der Schürzen oder Hemden und Hosen führen, sollten in letzter Konsequenz auch hier für jeden Patienten neue angezogen werden. Dies ist aber nicht praktikabel. Mittels Einwegtüchern oder Plastiküberzügen, mit denen die Schürze bedeckt wird, könnte diesem Problem abgeholfen werden. Optimale Hygienemaßnahmen beruhen oft auf Einwegartikeln, die zeitgemäßem Umweltverhalten (Entsorgung) zuwiderlaufen. Zur Verhinderung der Kontamination der sauberen Wäsche sollte diese von der verunreinigten getrennt aufbewahrt und transportiert werden. Bei 95 °C Waschtemperatur und 15 Minuten Haltezeit werden Bakterien, Pilze und Viren, nicht aber Sporen abgetötet.

Schutzzubehör

Durch das Tragen von *Handschuhen* (Latex) bei allen Eingriffen, die eine Blutung nach sich ziehen können, kann das Risiko der Kontamination weitgehend ausgeschaltet werden. Dabei ist aber festzustellen, daß auch ein Handschuh keinen hundertprozentigen Schutz bieten kann. Zum einen halten Handschuhe oft selbst direkt ab Fabrik einer genauen Prüfung auf Perforationen hin nicht Stand, zum andern kann es bei vielen zahnärztlichen Eingriffen geschehen, daß Verletzungen der Handschuhe auftreten. Der Handschuh bietet somit einen akzeptablen relativen, aber keinen absoluten Schutz vor Kontamination. Zum Schutz der Patienten müssen die Handschuhe zwischen Patientenkontakten gewechselt werden und dürfen nicht durch Waschen oder Desinfizieren für eine nochmalige Verwendung aufbereitet werden. Die Reinigung mit Wasser und Seife oder anderen Desinfektionsmitteln führt erfahrungsgemäß zu einer Schädigung des Handschuhmaterials und damit einer verminderten Schutzwirkung.

Zusätzlich kann die dringende Empfehlung zum Tragen von Handschuhen beim Umgang mit Patienten oder mit deren Körperflüssigkeiten die Händedesinfektion nicht ersetzen. Der Schutz durch Handschuhe ist vielmehr als ergänzende Maßnahme zur Händedesinfektion anzusehen. Sie besitzt einen hohen Stellenwert bei hygienischen Maßnahmen zur Verhütung von Infektionen primär des Patienten, aber auch des medizinischen und zahnmedizinischen Personals. Nach jedem Kontakt mit Blut oder anderen Körperflüssigkeiten sowie auch vor dem Anziehen und nach dem Ablegen der Schutzhandschuhe sollte die gewohnte, hygienische Händedesinfektion durchgeführt werden.

Eine Vielzahl zahnärztlicher Behandlungspraktiken führt zur Bildung von Aerosolen, oder es entstehen Blut- und Speichelspritzer. Zum Schutz der Augen wird eine *Arbeitsbrille* mit breiter, frontaler und auch seitlicher Abschirmung dringend empfohlen, was ohnehin bei allen Eingriffen mit hoch- und höchsttourigen Instrumenten eine Selbstverständlichkeit sein sollte. Die Schutzbrille sollte mindestens nach jeder Behandlung gereinigt und desinfiziert werden. Eine eng anliegende *Schutzmaske* aus mehrlagigem Vliesstoff über Mund und Nase, wie sie auch in der Medizin für chirurgische Eingriffe getragen wird, schützt sowohl den Behandler als auch den Patienten vor der Übertragung von Krankheitserregern. Auch die Maske sollte nach jeder Behandlung ersetzt werden, da sie infolge Feuchtigkeitsaufnahme an Schutzwirkung schnell einbüßt. Nur Masken mit wahrnehmbarem Atmungswiderstand filtern ausreichend (Abb. 11.**3**).

Aktive Maßnahmen

Tägliches Hygienebewußtsein, Hygieneschulung

Die (auch gegenseitige) Kontrolle des hygienegerechten Verhaltens erfordert täglich volle Aufmerksamkeit. Der „unsichtbare Gegner“, der Zeitdruck, die Routine sowie die erschwerte Kontrolle sind die Hauptfeinde einer wirkungsvollen Praxishygiene. Eine regelmäßige Kontrolle des Hygienekonzeptes und – ähnlich dem Notfalltraining – einmal jährlich eine halbtägige praxisinterne Hygieneschulung sind unerläßlich. Dabei sollte im Team die Praxishygiene kritisch besprochen, eventuell verbessert und einmal praxisnah durchgespielt werden. Türgriffe, Telefon, Schreibutensilien zum Beispiel werden bei Unachtsamkeit über unsere Hände mit Speichel, Blut und Mikroorganismen kontaminiert. Der Chef ist immer Beispiel!

Instrumentendesinfektion und -sterilisation

Für die Instrumentendesinfektion stehen thermische, chemische und kombiniert chemisch-thermische Verfahren zur Verfügung. Detaillierte Empfehlungen zur Desinfektion zahnärztlicher Instrumente wurden z. B. vom Deutschen Arbeitskreis für Hygiene in der Zahnarztpraxis und vom Kantonszahnarzt des Kantons Zürich formuliert. Grundsätzlich wird für die Aufbereitung zahnärztlicher Instrumente die konsekutive Durchführung von chemischer Desinfektion und thermischer Sterilisation empfohlen. Als Leitfaden zur Auswahl geeigneter Chemikalien sind die Listen der zuständigen Ämter der jeweiligen Länder zu konsultieren.

Nach Abschluß der Behandlung werden alle kontaminierten Gegenstände wie Behandlungsinstrumente, Absaugkanülen, Serviettenhalter sowie sämtliches Einwegmaterial ins Instrumententray gelegt, das Tray wird mit Deckel verschlossen und in den Desinfektions- und Sterilisationsraum gebracht. Für diesen und die folgenden Arbeitsschritte werden vorher robuste Industriegummihandschuhe übergezogen (Abb. 11.**9**), damit können Stich- und Schnittverletzungen weitgehend ausgeschlossen werden. Alles Einwegmaterial wird nun mit Pinzetten ergriffen, in spezielle Entsorgebeutel gegeben und der Entsorgung zugeleitet. Alles wiederverwertbare Material wird in Schalen mit Hepatitis-B-geprüfter Desinfektionslösung gelegt (Abb. 11.**15**); damit kann die Infektionsgefahr bei der weiteren Aufbereitung eliminiert werden. Für Anwendungskonzentration und Einwirkzeit des Desinfektionsmittels sind die Herstellerhinweise genau zu beachten. Bei der Wahl der Produkte ist zu bedenken, daß manche Desinfektionsmittel an gewissen Instrumenten zu Materialschäden führen können. Nach der Desinfektion sind die Instrumente mit Wasser zu spülen und gründlich zu reinigen. Getrocknetes Instrumentarium wird dann in Kassetten oder Schalen gelegt und durch Heißluftbehandlung (180 °C, 30 Minuten), Autoklavieren (Dampftemperatur 120 °C, 20 Minuten, oder 134 °C, 5 Minuten) oder Chemiklavieren (Kombination von Hitze, Wasserdampf und dampfförmigen Desinfektionsmitteln) zur Wiederverwendung aufbereitet. Den gleichen Empfehlungen sollte auch bei der hygienischen Wartung von rotierenden Dentalinstrumenten gefolgt werden. Hand- und Winkelstücke sowie Turbinen und ihr Zubehör sollten ebenfalls – soweit möglich – im Desinfektionsbad desinfiziert und anschließend unter Anwendung von thermischen Sterilisationsverfahren für den erneuten Gebrauch vorbereitet werden.

Desinfektion von Oberflächen

Nach Abschluß der Behandlung sollte eine Sprüh- oder Wischdesinfektion der mit Blut oder Speichel verunreinigten Oberflächen (Geräte, Arbeitsflächen, Fußböden, Wände) mit einem Flächendesinfektionsmittel durchgeführt werden (Tab. 11.**1**). Diese Oberflächen umfassen alle Geräte und Arbeitsflächen, die mit kontaminierten Händen berührt wurden. Beim Gebrauch von Airotor, Cavitron und Luft-/Wasser-Spray entstehen zudem kontaminierte Aerosole, die sich über den unmittelbaren Behandlungsbereich hinaus ausbreiten und sich ebenfalls auf Geräten, Arbeitsflächen, Fußböden und Wänden festsetzen.

Sprühdesinfektion. Zunächst werden alle zu reinigenden Oberflächen mit dem Desinfektionsmittel der Wahl eingesprüht (Abb. 11.**10**) und dann nach der vorgeschriebenen Verweildauer abgewischt. Dabei sind neben der minimalen Einwirkungszeit auch die Anwendungskonzentrationsangaben der Hersteller genau zu beachten.

Wischdesinfektion. Der Lappen wird mit Desinfektionsmittel getränkt, die Flächen werden abgewischt; danach sollen sie trocknen. Eine möglichst einfache, glattflächige und hindernisfreie Praxiseinrichtung hilft dieses Vorgehen wesentlich erleichtern.

Als Ziel der routinemäßigen Raumreinigung wäre es sinnlos, Keimfreiheit der stets kontaminierten Fußböden anzustreben. Vielmehr sollte durch tägliches nasses Aufwischen der Böden nach dem Zwei-Eimer-Verfahren unhygienische Staubbildung verhindert werden.

Desinfektion von Apparaturen und Materialien

Die äußeren Oberflächen aller im weitesten Sinne mit der Patientenbehandlung in Berührung kommenden Apparaturen sollten entsprechend ihrem Standort gereinigt und desinfiziert werden. Wichtig ist auch die Wartung gemäß Herstellerangaben. Handelt es sich um Arbeiten im Abwasserbereich, so sind die nötigen Schutzvorkehrungen, wie das Tragen von Handschuhen, Maske und Brille, zu treffen. Der Versuch, diesen Bereich zu entkeimen, ist unsinnig, da er einerseits kaum zum Ziel führen würde und andererseits mit der Einhaltung der beschriebenen Vorsichtsmaßnahmen eine Infektion oder Keimverschleppung weitgehend ausgeschlossen werden kann.

Besondere Probleme stellen sich bei der Behandlung von zahnärztlichen Materialien und Gegenständen, die zur Weiterverarbeitung ins zahntechnische Labor geschickt werden. Einerseits gilt es, zum Schutz des Laborpersonals Keimfreiheit zu garantieren, andererseits dürfen hochpräzise Materialien wie Abdrücke und dergleichen in ihren Eigenschaften nicht beeinträchtigt werden. Zur Behandlung solcher Arbeiten werden oftmals vom Materialhersteller selbst oder von Produzenten von Desinfektionsmitteln speziell hierfür entwikkelte Agenzien angeboten (Abb. 11.**8**).

Schließlich ist darauf zu achten, daß die zum Teil stark umweltbelastenden und gesundheitsgefährdenden Desinfektionsmittel wie auch alles Einweg- und sonstige potentiell kontaminierte Abfallmaterial sachgerecht entsorgt werden. Dies hat so zu erfolgen, daß weder das Praxispersonal noch danach mit der Entsorgung beauftragter Personen (Müllabfuhr) gefährdet werden. Hier sind die von verschiedenen Herstellern eigens zu diesem Zweck hergestellten festen Kunststoffbehälter (Abb. 11.**13**), speziellen Entsorgungssäcke und dicht verschließbaren Gefäße zu erwähnen.

Risiko für das Behandlungsteam

Die Ausbreitung von HIV-Infektionen wurde zwar vielerorts als Anlaß für Hinweise auf die strikte Einhaltung von Hygieneregeln genutzt, stellt aber keineswegs die vorherrschende Gefährdung des medizinischen Personals dar. Immer noch gilt die Feststellung, daß Infektionen mit Hepatitisviren die häufigste Ursache berufsbedingter Infektionskrankheiten sind. Hepatitisviren verursachen häufig chronische Infektionen mit langanhaltender Erregerzirkulation im Blut. Dieser Virusträgerstatus ist in der weit überwiegenden Mehrheit der Fälle klinisch nicht erkennbar. Hepatitis-B-Virus wie auch Hepatitis-Non-A-non-B-Viren werden ebenso wie HIV überwiegend durch perkutanen oder nichtperkutanen Kontakt mit Blut oder anderen Körperflüssigkeiten übertragen. Eine Vielzahl von serologischen Untersuchungen in verschiedenen Weltregionen wiesen nach, daß bei 10–15% des medizinischen Personals und bei 15–30% des zahnmedizinischen Personals Marker einer Hepatitis-B-Virus-Infektion gefunden werden. Das Expositionsrisiko in Gesundheitseinrichtungen liegt damit um das 3- bis 6fache höher als das der Normalbevölkerung. Die Häufigkeit von Infektionen mit Hepatitis-Non-A-non-B-Viren bei Beschäftigten im Gesundheitswesen konnte bisher mangels spezifischer serologischer Nachweisverfahren nicht zuverlässig bestimmt werden. Die Übertragung nach perkutaner Exposition bei Stich- oder Schnittverletzungen ist jedoch mehrfach dokumentiert. Schutzmaßnahmen zur Verhütung von Infektionen im medizinischen und zahnmedizinischen Bereich müssen daher gleichermaßen gegen HIV, Hepatitis-B-Virus und Hepatitis-Non-A-non-B-Viren wirksam sein. Deshalb:

Hygieneniveau der Zahnarztpraxis auf Stufe **Hepatitis B.**

Noch bevor das HIV als ursächlicher Faktor für das Zustandekommen der Erkrankung erkannt wurde, waren die Übertragungswege von AIDS bereits bekannt. Als dann 1983 das HIV entdeckt wurde, bei AIDS-Patienten in allen Risikogruppen nachgewiesen und oft eine klare Beziehung zwischen infiziertem Blutspender und darauffolgender Infektion des Blutempfängers hergestellt werden konnte, sah man die ursprüngliche Hypothese, es handle sich um eine infektiöse Erkrankung mit ganz bestimmten Übertragungswegen, bestätigt. Ein Wandel der Übertragungswege ist bislang in der Geschichte der Medizin für ein Virus noch nie beobachtet worden, und es bestehen auch keine Anzeichen dafür, daß HIV hierzu fähig wäre.

Bedingung für das Zustandekommen einer HIV-Infektion ist das Eindringen des Virus in genügender Menge mit einer infektiösen Körperflüssigkeit in die Blutbahn. Als infektiös sind zu betrachten: Blut und Blutprodukte, Samenflüssigkeit, Liquor cerebrospinalis. Obwohl beim Zervixsekret die Infektiosität nicht so hoch wie bei den oben aufgeführten Substanzen ist, sind doch verschiedene Fälle von HIV-Übertragung beim Geschlechtsverkehr von seropositiven Frauen auf Männer dokumentiert. Andere Körperflüssigkeiten, die ebenfalls HIV in weit geringerer Konzentration enthalten, gelten nach allen heute zur Verfügung stehenden Informationen als nicht infektiös.

Logischerweise sind Personen, die während ihrer Arbeit mit diesen hochinfektiösen Substanzen in Kontakt kommen, einem beruflich bedingt erhöhten Infektionsrisiko ausgesetzt. Trotzdem sind nur ganz vereinzelte zu Serokonversion führende Expositionen mit HIV, bedingt durch akzidentelle Verletzungen mit Injektionsnadeln, in der Literatur beschrieben worden (Tab. 11.**4**). Ebenfalls bekannt sind drei Fälle von Infektionen, die durch Kontakt von Schleimhaut oder unbedeckter, entzündeter Haut mit einer beachtlichen Menge infizierten Blutes entstanden sind. Zwar belegen diese Vorfälle die Möglichkeit einer parenteralen Infektion mit HIV, aber sie bieten keine Anhaltspunkte zur Quantifizierung des vorhandenen Risikos.

Tabelle 11.**4** HIV-Serokonversion nach Nadelstichverletzung (Schilderung eines 1984 in England beobachteten Einzelfalls)

Tag 0	Krankenschwester zieht sich beim Versuch, Schutzkappe über Spritzennadel zu stecken, eine Nadelstichverletzung zu. Zusätzlich Inokulation einer geringen Menge frisch entnommenen Bluts aus der Spritze. Blut stammt von gesichert HIV-positiver Patientin aus Südafrika, die kurz darauf an AIDS verstirbt.
Tag 13	Verletzte Krankenschwester zeigt „grippeähnliche" Symptome mit Fieber, Lymphknotenschwellung, Reizung der Rachenschleimhaut, Kopfschmerzen, Muskelschmerzen und Gesichtsneuralgien.
Tag 17	Es entwickelt sich ein fleckförmiger, nicht juckender Ausschlag am Körperstamm, der auf Nacken und Gesicht übergreift.
Tag 20	Fieber, Lymphknotenschwellung und allgemeines Unwohlsein bilden sich zurück. Rekonvaleszenz ist vollständig.
Tag 27	Serologische Untersuchung auf HIV-Antikörper ist negativ.
Tag 49	Serologische Untersuchung auf HIV-Antikörper ist positiv.
Tag 57	Serologische Untersuchung auf HIV-Antikörper ist positiv (Titeranstieg gegen Voruntersuchung; Bestätigung durch indirekte Immunfluoreszenz).

Wie hoch ist aber dieses Risiko? In einer ganzen Reihe von Untersuchungen wurde dieser Frage nachgegangen und auch heute wie in Zukunft wird diesem Problem besondere Aufmerksamkeit geschenkt. Vorerst muß abgeklärt werden, wie groß die Wahrscheinlichkeit für das zahnärztliche Behandlungsteam ist, mit einem HIV-infizierten Patienten in Kontakt zu kommen. Für Informationen zu diesem Thema wird auf das Kapitel 6 (Epidemiologie) dieses Buches verwiesen, wo die Wahrscheinlichkeit der Begegnung mit HIV-seropositiven Patienten in der Zahnarztpraxis diskutiert wird.

Wie aber können HIV-Positive und HIV-Negative unterschieden werden? Falls keine Krankheitszeichen vorhanden sind, was wie erwähnt in der Mehrzahl der HIV-Träger der Fall ist, ist das einzig Aufschluß gebende Verfahren der serologische Test. Da diese Methode der Erfassung im täglichen Behandlungsablauf nicht praktikabel ist, besteht keine sinnvolle Möglichkeit, HIV-Positive in der Praxis zu erkennen. Die daraus zu ziehende Konsequenz empfiehlt, alle Patienten als potentiell infektiös zu betrachten.

Da, wie die epidemiologischen Daten zeigen, nun offenbar alle Zahnärzte früher oder später mit HIV-positiven Patienten in Kontakt kommen, ist weiter die Frage offen, wie groß denn die Chance ist, sich mit diesem Virus, das eine nach dem heutigen Stand der Medizin unheilbare Krankheit auslöst, zu infizieren. Verschiedene Arten von Untersuchungen wurden zur Klärung dieser Frage durchgeführt und dürften in Zukunft an Bedeutung gewinnen. Es werden prospektive und retrospektive Studien unterschieden. In prospektiven Studien wird eine Anzahl von im Gesundheitswesen Tätigen erfaßt und longitudinal auf Serokonversion hin untersucht. Wird nun eine Person HIV-positiv, so wird minutiös den Risikofaktoren nachgegangen, um die Eintrittspforte des Virus zu ermitteln. Fallen alle außerberuflichen, potentiell infektiösen Verhaltensweisen weg, so wird eine berufsbedingte Infektion angenommen. Hierbei muß festgehalten werden, daß sich der genaue Moment und die Umstände einer Infektion im Nachhinein nie exakt festlegen lassen. Gegenstand retrospektiver Studien sind Unfälle in Form akzidenteller Expositionen von im Gesundheitswesen tätigen Personen, die erfahrungsgemäß zu einer Infektion führen können (Abb. 11.**4**). An den Centers for Disease Control und an bestimmten Universitäten in den USA wurden solche Nachforschungen angestellt. Von über 800 mit infektiösen Gegenständen perkutan Verletzten konnte nur in drei Fällen dieser Vorfall als wahrscheinliche Infektionsquelle ermittelt werden. Soll dieses Risiko in Zahlen ausgedrückt werden, so beträgt es je nach Studie zwischen 0,2 und 1%. Davon entfielen 31% auf Expositionen, die durch striktes Befolgen der allgemein empfohlenen Sicherheitsvorkehrungen zu vermeiden gewesen wären. In der Literatur wurde bisher der Test an nahezu 4000 Zahnärzten, Dentalhygienikerinnen und Dentalassistentinnen beschrieben. Alle arbeiten in Praxen oder Kliniken mit einem sehr hohen HIV-positiven Patientenstamm. Nur ein Zahnarzt testete positiv und gab als einzig mögliche Infektionsursache berufliche Exposition an. Wiederholt hätte er sich bei der Behandlung von HIV-positiven Patienten Verletzungen mit scharfen Gegenständen zugezogen. Weitere Daten konnten aber in diesem Fall nicht erhoben werden, so daß die Übertragung durch berufliche Exposition hier sehr wahrscheinlich, aber letztlich nicht gesichert ist.

In diesem Zusammenhang scheint erneut der Vergleich mit der Hepatitis-B-Infektion angebracht, die in 9–24% akzidenteller Expositionen zu Serokonversion führt. Diese Bedrohung der Gesundheit scheint daher für das Behandlungsteam weit größer, wenn in Betracht gezogen wird, daß in den USA jährlich 200 im Gesundheitswesen tätige Personen an den Folgen einer berufsbedingten Hepatitis-B-Infektion sterben.

Aus psychologischer Sicht werden heute Risiko und Risikobereitschaft in zwei Kategorien unterteilt:

- das quantifizierbare Risiko oder die quantifizierte Schätzung des Risikos,
- das subjektiv akzeptable Risiko.

Schon seit altersher wurde von Medizinern eine über das Gewöhnliche hinausgehende Opferbereitschaft in der Betreuung kranker Menschen erwartet. Aufgrund dieses Berufsverständnisses hat auch heute noch jeder mit dem Eid des Hippokrates seinen Willen dazu zu bekräftigen. Mit dem Fortschritt in der Medizin, besonders auf dem Gebiet der Infektionskrankheiten, und dem daraus resultierenden verbesserten Schutz des medizinischen Personals wurde diese Bereitschaft zum Risiko zusehends relativiert. Es wird heute kaum jemand allen Ernstes von einem Arzt verlangen, daß er einem kranken Menschen helfend seine eigene Gesundheit oder gar sein Leben opfert. Andererseits ist sich jede im Gesundheitswesen tätige Person bewußt, daß sie einem beruflich bedingt erhöhten Risiko zu erkranken ausgesetzt ist. Ist nun das quantifizierbare Risiko, mit allen der Wissenschaft zur Verfügung stehenden Mitteln erhoben, ähnlich gering wie es im Umgang mit HIV-positiven Patienten ist, so scheint die Ablehnung einer Behandlung ethisch nicht vertretbar; dies selbst im Hinblick auf ein subjektiv nur schwer zu akzeptierendes Risiko.

Gewiß ist mit der AIDS-Epidemie dem zahnärztlichen Behandlungsteam eine zusätzliche potentielle Gefährdung der Gesundheit erwachsen, doch sollte sie in bezug zu den bestehenden Risiken, die wir täglich auf uns nehmen, gesehen werden.

Zusammenfassung

- Keine Möglichkeit, HIV-Positive verläßlich zu erkennen.
- Jeder Patient sollte als potentiell infektiös betrachtet werden.
- Kontakt mit Blut und Blutprodukten vermeiden.

- Vorsicht im Umgang mit scharfen Instrumenten.
- 0,2–1% Infektionsrisiko bei Verletzungen und Kontamination vorgeschädigter Schleimhaut.
- 31% der Verletzungen bei geeigneter Disziplin sind vermeidbar.
- Vergleich mit Hepatitis B und anderen Risiken.

Checkliste Praxishygiene

Vorbereitung

Bei der Behandlung nicht dringend benötigte Gegenstände werden weggeräumt oder abgedeckt.

Behandlungsinstrumente (am besten in sterilisierbaren Trays) und administrative Unterlagen (Krankengeschichte, Röntgen usw.) sind räumlich klar getrennt. Alles was nicht desinfizierbar ist, bleibt außerhalb der Spraynebelzone (Abb. 11.**1** und 11.**2**).

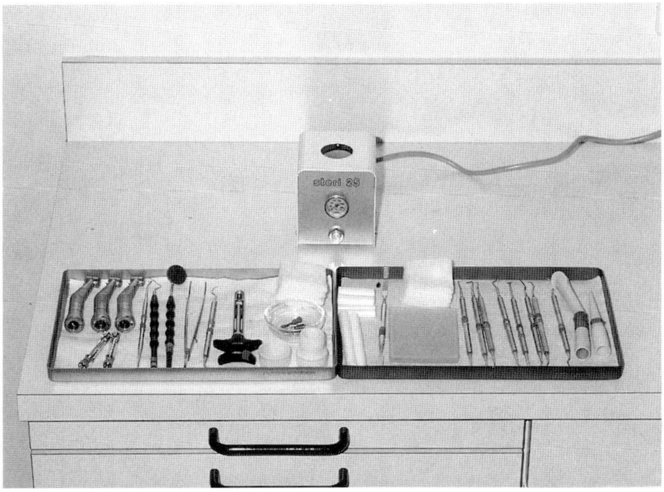

11.**1**

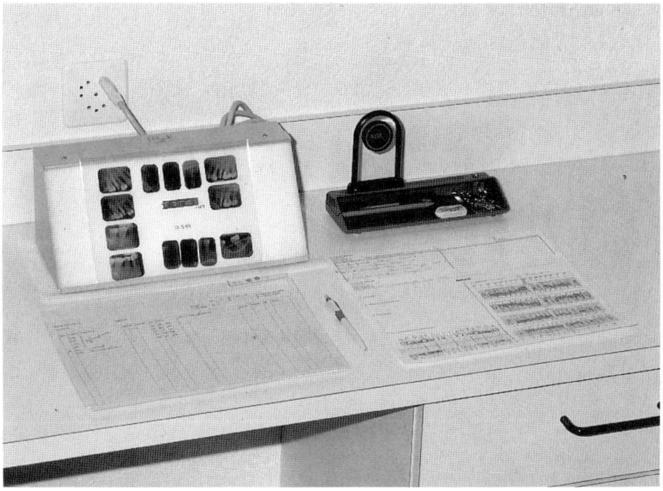

11.**2**

Merke: Bereitlegen der Schutzgegenstände an auffälliger Stelle (Abb. 11.**3**). Desinfektion von Arbeiten aus dem zahntechnischen Labor (Prothesen usw.) (Abb. 11.**8**).

Behandlung

Händedesinfektion.
Maske, Schutzbrille, Handschuhe.
Wechseln der Handschuhe nach jeder Behandlung sowie bei Unterbrechung der Behandlung (Telefon, Assistentenkontrolle usw.). Nur ausnahmsweise: Desinfektion der Handschuhe.

Vorsicht im Umgang mit scharfen/spitzen Gegenständen; z.B. einhändiges Wiederaufsetzen der Schutzkappe auf Injektionsnadeln (Abb. 11.**4** und 11.**5**).

Wann immer möglich: Behandlung unter Kofferdam (Abb. 11.**6**).

Nachschub von Instrumenten/Materialien aus der Schublade unter möglichst aseptischen Bedingungen (zweite Gehilfin rufen, Pinzette/Kornzange) (Abb. 11.**7**).

Desinfektion von Gegenständen (Abdrücke, Artikulatoren und Gesichtsbogen, Checkbiß, Gerüste, Modelle usw.), die ins zahntechnische Labor weitergeleitet werden (Abb. 11.**8**).

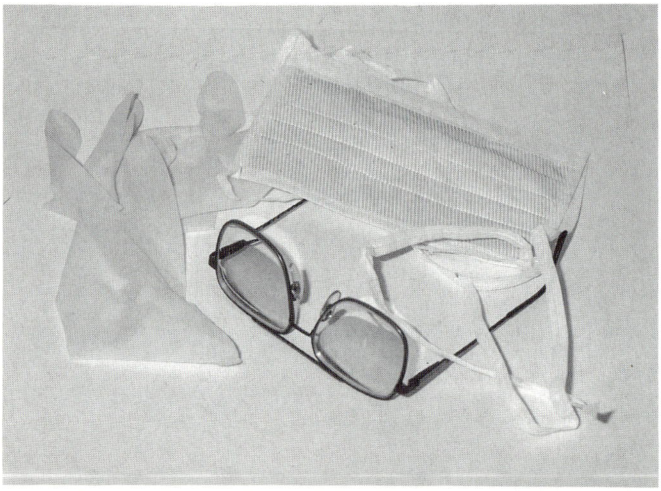

11.**3**

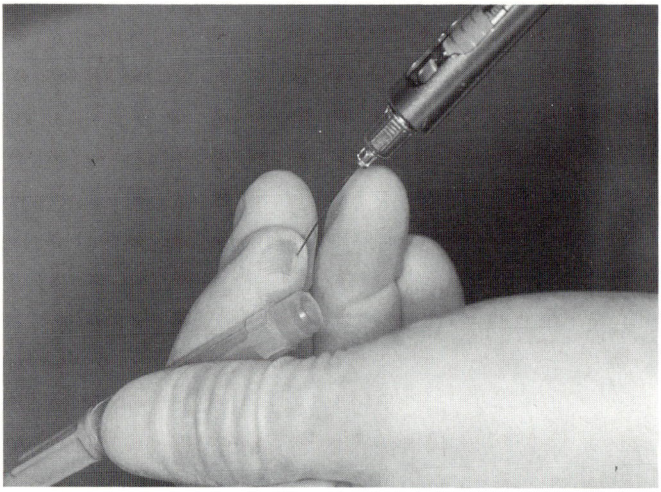

11.**4**

11.**5**

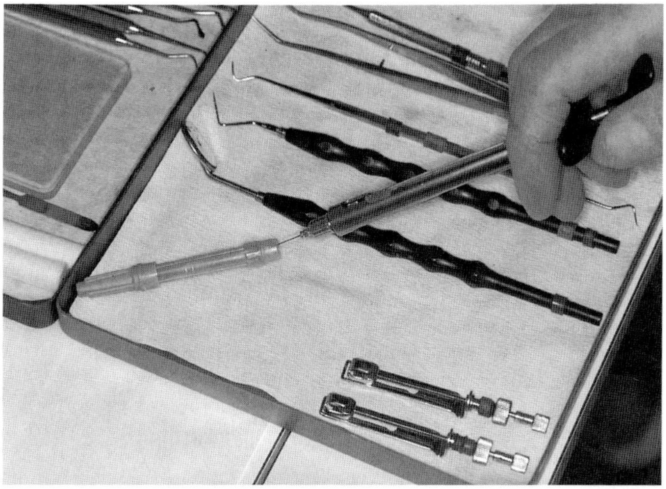

11.**6**

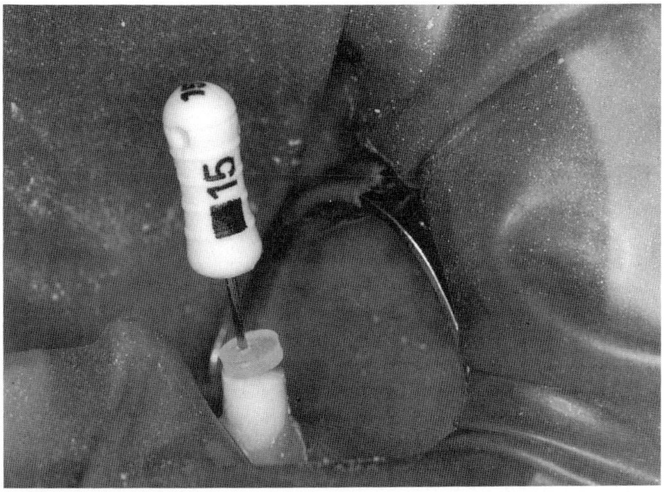

11.**7**

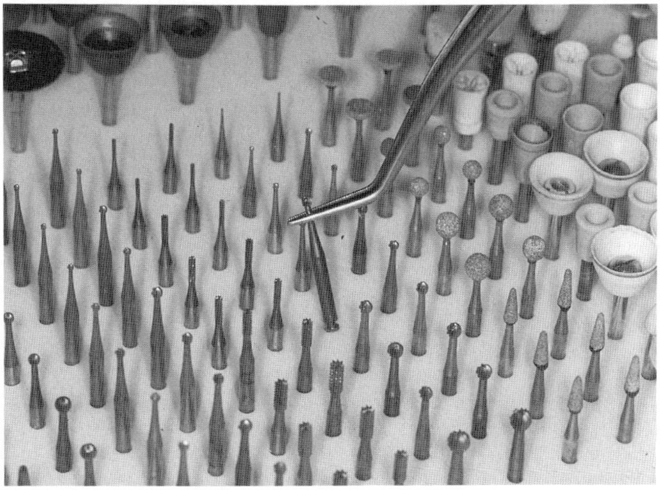

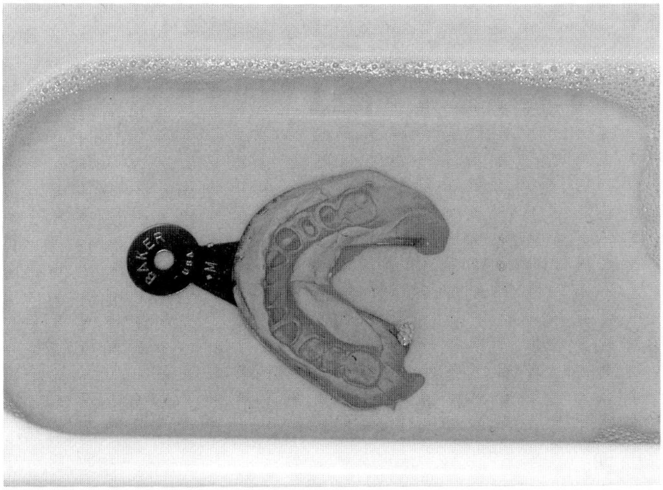

11.8

Wiederaufbereitung Behandlungszimmer

Die mit der Wiederaufbereitung des Sprechzimmers und der Instrumente beauftragten Helferinnen tragen Haushaltgummihandschuhe (Abb. 11.**9**).

Abräumen der Instrumente: Schleifkörper, Spühlglas, Absaugkanülen, Speichelzieher usw.

Sprüh- (Abb. 11.**10**) oder Wischdesinfektion im Aerosolbereich (Abb. 11.**11**).

Sprüh-/Wischdesinfektion der Schutzbrille (Abb. 11.**12**). Vorbereitung für neue Patientenbehandlung.

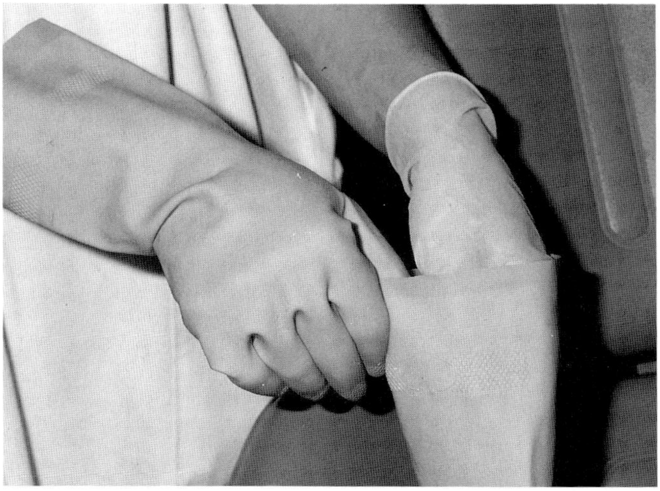

11.9

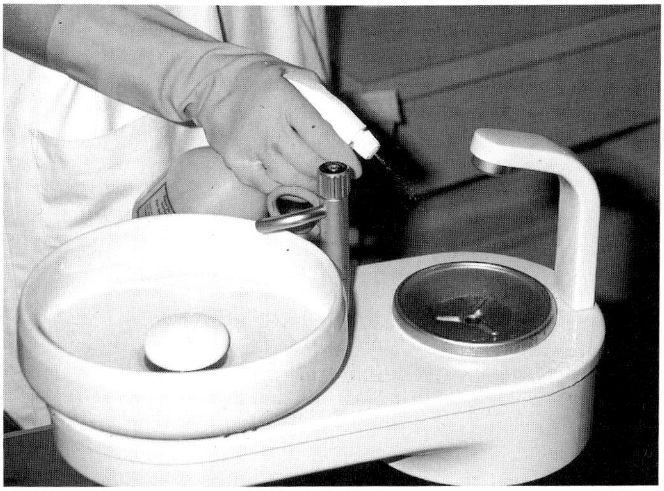

11.10

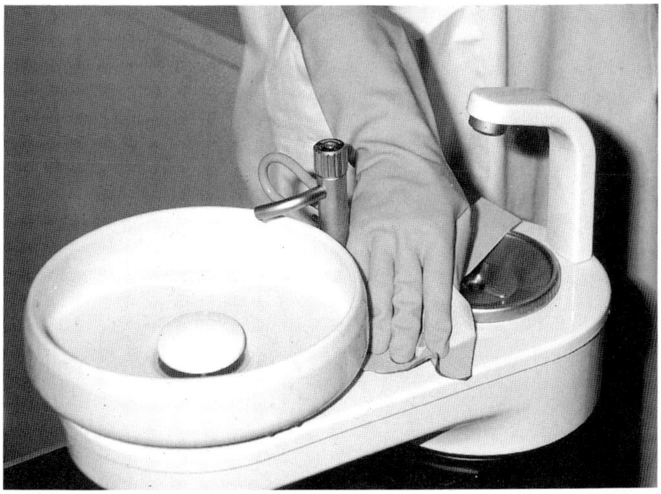

11.11

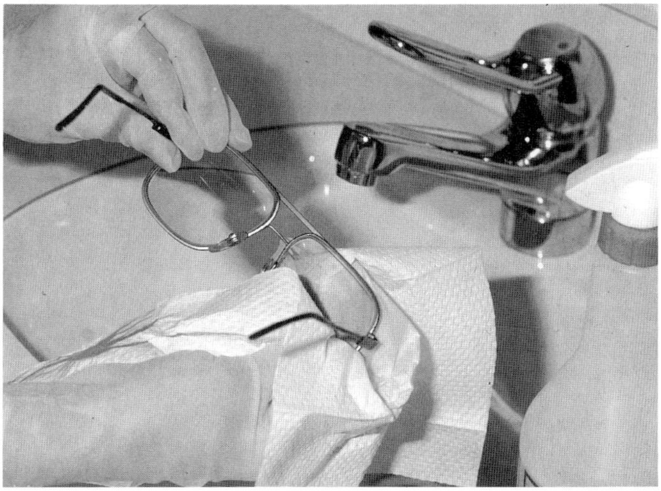

11.12

Wiederaufbereitung der Instrumente

Scharfe Gegenstände (Nadeln, Skalpellklingen usw.) werden entweder direkt vom Behandler oder als erstes im Sterilisationsraum von der Helferin in einen punktionssicheren Behälter gelegt (Abb. 11.**13**).

Nicht sterilisierbares Einwegmaterial wird in einen dichten Plastikbeutel gegeben und direkt entsorgt (Kehricht) (Abb. 11.**14**).

Wiederverwertbare Instrumente werden in ein Hepatitis-B-geprüftes Desinfektionsmittel eingelegt. Achtung: Konzentration und Einwirkungszeit einhalten (Abb. 11.**15**).

Die desinfizierten Instrumente werden abgewaschen (Abb. 11.**16**).

Die desinfizierten, gereinigten und getrockneten Instrumente werden im Wasserdampfautoklaven sterilisiert (Abb. 11.**17**).

Nicht hitzebeständige Gegenstände (Absaugkanülen aus Plastik, Polierbürsten usw.) werden in ein zweites Desinfektionsbad eingelegt (Abb. 11.**18**).

Tab. 11.**5** gibt eine Übersicht über die notwendigen Desinfektions- und Wiederaufbereitungsarbeiten nach der Behandlung.

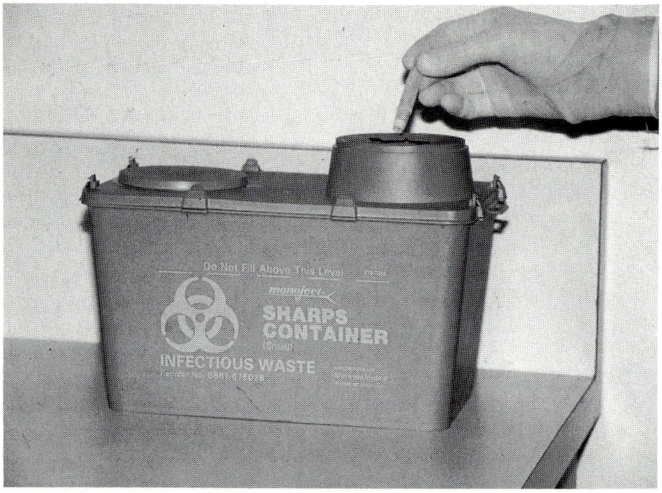

11.**13**

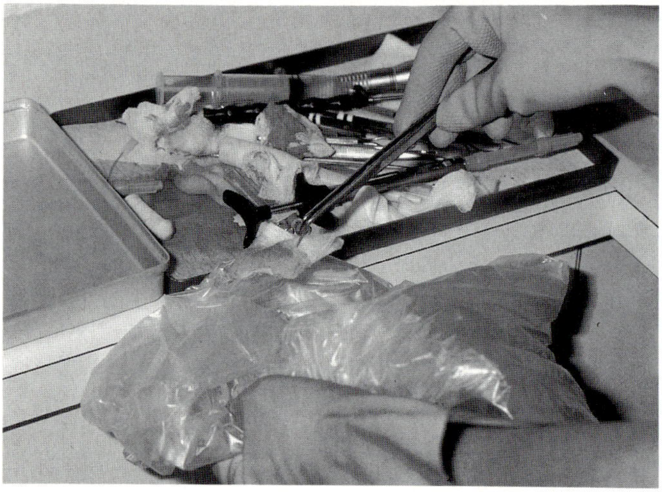

11.**14**

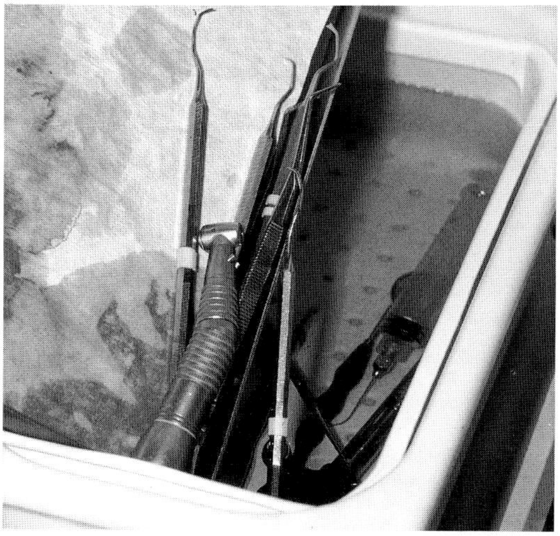

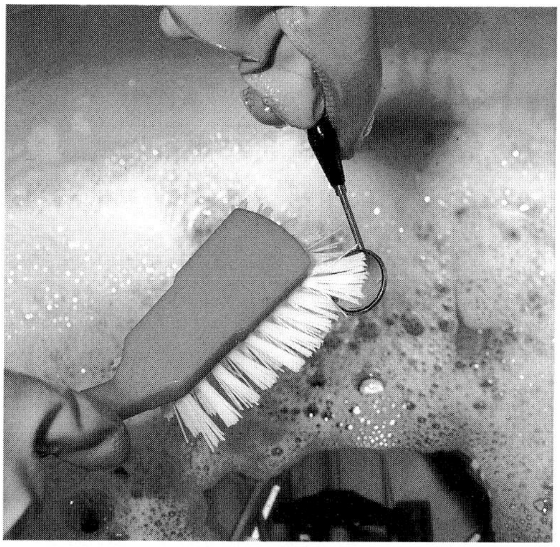

11.16

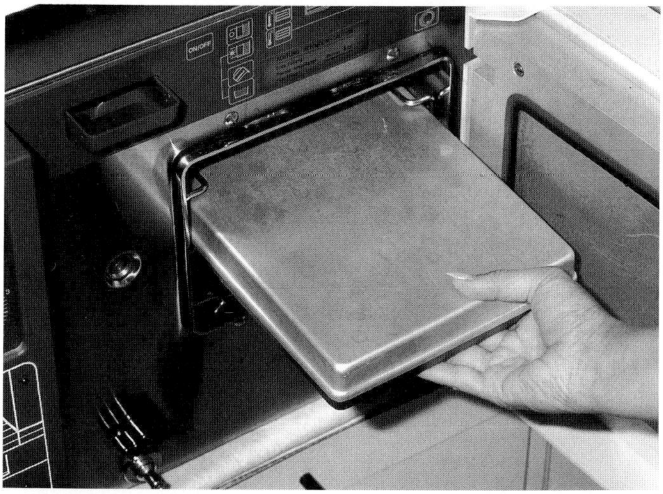

11.17

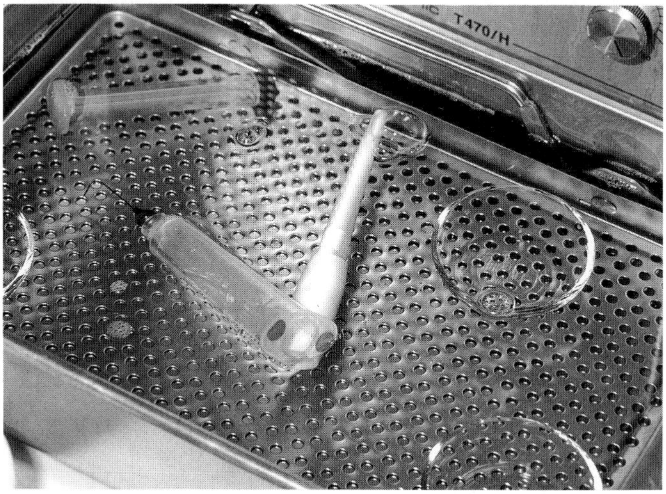

11.18

Tabelle 11.**5** Checkliste Desinfektion und Entsorgung nach der Behandlung

Was? Anwendungsbereich	**Womit?** Desinfektionsmittel	**Wie?** Anwendung	**Wie lange?** Zeitdauer	**Wann?** Zeitpunkt der Anwendung	Sterilisation	Aufbewahrung
Hände hygienisch		3 ml Konzentrat	30 Sekunden	vor/nach jeder Behandlung		
chirurgisch		2 × 5 ml Konzentrat	5 Minuten	vor chirurgischem Eingriff		
Schutzkleidung		Waschmaschine	15 Minuten bei 95 °C	nach Verschmutzung mindestens 1 × täglich		getrenntes Garderobefach
Instrumente Trays Tabletts		%	1 Stunde	nach jeder Behandlung	ja	konservierende Instrumente: – Instrumentenschrank – Traykassette
Bohrer, Diamanten Arkansassteine Siliconpolierer		%	1 Stunde	nach jeder Behandlung	erforderlich für chirurgische Bohrer/Fräsen	chirurgische Instrumente: – Traykassette – Papier-/Folienbeutel
Siliciumcarbidschleifinstrumente, Gummipolierer, Polierbürstchen		%	1 Stunde	nach jeder Behandlung	nein	
Endodontieinstrumente Griffe Kunststoff/Metall Griffe farbkodiert/Alu		%	1 Stunde	nach jeder Behandlung	ja	– Endobox/Set – Papier-/Folienbeutel
Spülgläser **Saugkanülen Kunststoff**		%	1 Stunde	nach jeder Behandlung	nein	Instrumentenschrank
Hand- und Winkelstücke **Turbinen**		%	5 Minuten Netzen – Warten – Wischen	nach jeder Behandlung	bei 135 °C nach Anweisung des Herstellers	– Traykassette – Papier-/Folienbeutel – Instrumentenschrank
Flächen Behandlungsplatz/Unit Glattflächen Schränke Griffe, Leisten		Wischen %	Schnelldesinfektion 5 Minuten Netzen – Warten – Wischen	nach jeder Behandlung		
			Langzeitdesinfektion 1 Stunde mindestens	abends		
Abfall spitz scharf		Abfuhr		sammeln in Plastikdose		
Fußboden		2-Eimer-Methode %	Stunden	abends		
Absauganlage	Wasser	1 Glas		nach jeder Behandlung		
		%	3 Minuten	abends		

12 Fallplanung: Der HIV-seropositive Patient

Anamnese, Befund und Diagnose

Am Anfang jeder zahnärztlichen Behandlung muß eine allgemein-medizinische Anamnese erfolgen. Um zeitraubende Befragungen im Patientenstuhl zu vermeiden, empfiehlt es sich, den Patienten einen Gesundheitsfragebogen ausfüllen zu lassen. Ein solcher Fragebogen läßt den Patienten auch über vergangene Krankheiten nachdenken und vermindert die Möglichkeit, daß medizinisch wichtige Gesichtspunkte vom Behandler übersehen werden. Mit seiner Unterschrift bekräftigt der Patient die wahrheitsgetreue Beantwortung der gestellten Fragen und der Behandler das Überprüfen des Fragebogens (forensische Bedeutung). Der Fragebogen über den allgemeinen Gesundheitszustand kann vor der ersten Konsultation im Wartezimmer oder noch besser vorher zu Hause ausgefüllt werden. Der Fragebogen ist so aufgebaut, daß die Fragen nur mit ja/nein zu beantworten sind. Alle mit „ja“ beantworteten Fragen bedürfen während der Anamnese weiterer Erläuterungen, die vom Behandler gezielt zu erfragen sind. Ein sehr umfangreicher Fragebogen (Merkblatt 1, S. 68f) braucht zur Überprüfung mehr Zeit, doch fallen dabei die bei einem kurzen Fragebogen (Merkblatt 2, S. 70) oft notwendigen Zusatzfragen weg.

Die Fragen sprechen als Block jeweils eine mögliche Erkrankung an. Hepatitis-B-Träger und HIV-Seropositive werden als Patienten mit infektionsbedingtem Risiko bezeichnet. Es empfiehlt sich, die Erläuterung dazu direkt auf den Gesundheitsfragebogen zu drucken. Es sind verschiedene Merkblätter für Patienten erhältlich. So sind unsere Beispiele dem Merkblatt für Patienten der Schweizerischen Zahnärztegesellschaft SSO entnommen.

Zahnärztliche *Befundaufnahme* und *Diagnostik* bleiben beim HIV-Patienten dieselben wie bei jedem Patienten, weshalb hier auf eine weitere Erläuterung verzichtet wird. Aufgrund des Befundes und der Diagnose entsteht ein erster *Behandlungsplan*. In einfacheren Fällen ist dieser erste auch gleich der definitive Behandlungsplan. Bei komplexeren Fällen soll dieser Plan jeweils den Verhältnissen (Versicherungsfragen) und den während der Behandlung auftretenden Fortschritten oder Schwierigkeiten angepaßt, also modifiziert werden.

Merkblatt 1

Dr. med. dent.
XY
1000 Irgendwo
Tel. 123-4567

Datum: ....

Angaben über den allgemeinen Gesundheitszustand

Sämtliche Fragen werden streng vertraulich behandelt und dienen ausschließlich für Ihre ärztliche Dokumentation. Bei Fragen, die Sie mit ja beantworten wollen, kreisen Sie bitte „ja" ein, bei Fragen, die Sie mit nein beantworten wollen, kreisen Sie bitte „nein" ein. Sofern Sie weitere Auskünfte über eine Frage geben wollen, benutzen Sie bitte den dafür vorgesehenen Platz. Bitte beantworten Sie alle Fragen. Sollten Sie eine Frage nicht verstehen, vermerken Sie dies mit einem Fragezeichen.

1. Glauben Sie, daß Ihre Zähne Ihre Gesundheit beeinträchtigen? ja/nein
2. Sind Sie von der äußeren Erscheinung Ihrer Zähne enttäuscht? ja/nein
3. Sind Sie eher eine nervöse Person? ja/nein
4. Haben Sie Schwierigkeiten, gewisse Nahrung zu kauen? ja/nein
5. Haben Sie jemals eine Reaktion auf ein zahnärztliches Anästhetikum (Spritze) erlebt? ja/nein
6. Hatten Sie je einen Unfall, bei dem Kiefer- oder Gesichtsteile betroffen waren? ja/nein
7. Wurden Sie jemals im Mundbereich operiert? ja/nein
8. Sind sie gegenwärtig in ärztlicher Behandlung? ja/nein
9. Wurden Sie im letzten Jahr von einem Arzt untersucht? ja/nein
10. Nehmen Sie gegenwärtig Medikamente ein? ja/nein
    Wenn ja, welche?
11. Leiden oder litten Sie je an einer ernsthaften Erkrankung? ja/nein
12. Waren Sie je in Spitalbehandlung? ja/nein
13. Sind Sie erkrankt an
    - rheumatischem Fieber? ja/nein
    - entzündlichem Rheumatismus? ja/nein
    - Gelbsucht? ja/nein
    - Diabetes (Zuckerkrankheit)? ja/nein
    - hohem Blutdruck? ja/nein
    - Tuberkulose? ja/nein
    - Geschlechtserkrankungen? ja/nein
    - Herzerkrankungen? ja/nein
    - Hirnschlag? ja/nein
    - Herzgeräuschen? ja/nein
14. Haben Sie je eine Bluttransfusion erhalten? ja/nein
15. Betrachten Sie sich als Patienten mit infektionsbedingtem Risiko?* ja/nein
16. Litten Sie je unter Asthma oder Heuschnupfen? ja/nein
17. Haben Sie je eine unangenehme Reaktion mit folgenden Medikamenten erlebt:
    - Aspirin? ja/nein
    - Penicillin? ja/nein
    - Jod? ja/nein
    - Sulfonamiden? ja/nein
    - Barbituraten (Schlaftabletten)? ja/nein
    - Beruhigungsmitteln (Librium, Valium, Mogadon, Lexotanil)? ja/nein
    - anderen Medikamenten? wenn ja, welche?
18. Haben Sie öfter Kopfschmerzen? ja/nein
19. Hatten Sie je Probleme mit den Kieferhöhlen? ja/nein
20. Haben Sie öfters Nasenbluten? ja/nein

Merkblatt 1 (Fortsetzung)

21. Bluten Sie lange, wenn Sie sich schneiden?	ja/nein
22. Bekommen Sie leicht blaue Flecken, wenn Sie sich anstoßen?	ja/nein
23. Haben Sie irgendeine Blutkrankheit?	ja/nein
24. Sind Sie kurzatmig bei kleineren Anstrengungen?	ja/nein
25. Verspüren Sie Schmerzen in der Brust, wenn Sie sich anstrengen?	ja nein
26. Haben Sie je geschwollene und schmerzhafte Gelenke?	ja/nein
27. Haben Sie im letzten Jahr ohne Diät an Gewicht abgenommen?	ja/nein
28. Leiden Sie an Verdauungsstörungen?	ja/nein
29. Gibt es Nahrungsmittel, die Sie nicht vertragen? Wenn ja, welche?	ja/nein
30. Erbrechen Sie häufig?	ja/nein
31. Leiden Sie häufig an Husten?	ja/nein
32. Haben Sie je blutigen Auswurf gehabt?	ja/nein
33. Sind Sie häufig durstig?	ja/nein
34. Müssen Sie mehr als sechsmal pro Tag Wasser lösen?	ja/nein
35. Haben Sie je epileptische Anfälle gehabt?	ja/nein
36. Beklagen Sie sich öfter über Aphthen?	ja/nein
37. Haben Sie je eine schwerere Infektion im Munde durchgemacht?	ja/nein
38. Haben Sie Schwierigkeiten mit der Mundöffnung?	ja/nein
Nur für Frauen:	
39. Sind Sie gegenwärtig schwanger?	ja/nein
40. Nehmen Sie orale Antikonzeptiva („Pille“) ein?	ja/nein

Unterschrift ....

---

* Patienten mit infektionsbedingtem Risiko – Virushepatitis und AIDS:
Zu den exponierten Gruppen müssen heute aufgrund der Eigenarten dieser Krankheiten gezählt werden:

- Träger von Hepatitisviren und HIV-Antikörpern (mit oder ohne Krankheitssymptome)
- Männer, die mit Männern sexuellen Kontakt pflegen oder pflegten (Homosexuelle und Bisexuelle)
- gegenwärtige oder frühere Drogenabhängige (Fixer)
- Prostituierte
- Personen, die mit Angehörigen der obengenannten Gruppen ungeschützten (Kondome) sexuellen Kontakt pflegen

Die zahnärztliche Behandlung eines Patienten mit infektionsbedingtem Risiko kann den Zahnarzt und sein Mitarbeiterteam in Gefahr bringen. Dabei wäre der Schutz so einfach: Handschuhe, Gesichtsmaske und Schutzbrille genügen. Der Zahnarzt muß nur eines wissen, nämlich: Sind Sie ein Patient mit infektionsbedingtem Risiko? Zu welcher Gruppe der Patient gehört (Hepatitis B oder HIV) und wie er vermutlich angesteckt wurde, interessiert ihn nicht. Haben Sie Fragen? Sprechen Sie mit Ihrem Arzt oder Zahnarzt, die beide der ärztlichen Schweigepflicht unterstehen. Es ist wichtig, daß keine Unklarheiten bestehen. Vorbeugen ist einfach.

Merkblatt 2

Dr. med. dent.
XY
1000 Irgendwo
Tel. 123-4567

Datum: ....

Angaben über den allgemeinen Gesundheitszustand

Sämtliche Fragen werden streng vertraulich behandelt und dienen ausschließlich für Ihre ärztliche Dokumentation. Bei Fragen, die Sie mit ja beantworten wollen, kreisen Sie bitte „ja" ein, bei Fragen, die Sie mit nein beantworten wollen, kreisen Sie bitte „nein" ein. Sofern Sie weitere Auskünfte über eine Frage geben wollen, benutzen Sie bitte den dafür vorgesehenen Platz. Bitte beantworten Sie alle Fragen. Sollten Sie eine Frage nicht verstehen, vermerken Sie dies mit einem Fragezeichen.

1. Litten Sie je an einer ernsthaften Krankheit? ja/nein
2. Waren Sie im letzten Jahr im Spital oder in ärztlicher Behandlung? ja/nein
3. Nahmen Sie in den letzten Wochen regelmäßig Medikamente ein? ja/nein
4. Betrachten Sie sich als Patienten mit infektionsbedingtem Risiko?* ja/nein
5. Bluten Sie lange bei Verletzungen? ja/nein
6. Hatten Sie jemals
   - eine ungewöhnliche Reaktion auf Spritzen oder Medikamente? ja/nein
   - Asthma, Heuschnupfen oder andere Überempfindlichkeiten (Allergien)? ja/nein
   - Herz-, Kreislaufstörungen? ja/nein
   - rheumatisches Fieber? ja/nein
   - schweres Rheuma, Gelenkschwellungen? ja/nein
   - Gelbsucht? ja/nein
7. Besteht zur Zeit eine Schwangerschaft? ja/nein

Unterschrift ....

---

* Patienten mit infektionsbedingtem Risiko – Virushepatitis und AIDS:
Zu den exponierten Gruppen müssen heute aufgrund der Eigenarten dieser Krankheiten gezählt werden:
- Träger von Hepatitisviren und HIV-Antikörpern (mit oder ohne Krankheitssymptome)
- Männer, die mit Männern sexuellen Kontakt pflegen oder pflegten (Homosexuelle und Bisexuelle)
- gegenwärtige oder frühere Drogenabhängige (Fixer)
- Prostituierte
- Personen, die mit Angehörigen der obengenannten Gruppen ungeschützten (Kondome) sexuellen Kontakt pflegen

Die zahnärztliche Behandlung eines Patienten mit infektionsbedingtem Risiko kann den Zahnarzt und sein Mitarbeiterteam in Gefahr bringen. Dabei wäre der Schutz so einfach: Handschuhe, Gesichtsmaske und Schutzbrille genügen. Der Zahnarzt muß nur eines wissen, nämlich: Sind Sie ein Patient mit infektionsbedingtem Risiko? Zu welcher Gruppe der Patient gehört (Hepatitis B oder HIV) und wie er vermutlich angesteckt wurde, interessiert ihn nicht. Haben Sie Fragen? Sprechen Sie mit ihrem Arzt oder Zahnarzt, die beide der ärztlichen Schweigepflicht unterstehen. Es ist wichtig, daß keine Unklarheiten bestehen. Vorbeugen ist einfach.

Behandlungsplanung und Behandlungsablauf

In mehreren zahnärztlichen Publikationen wird angedeutet, daß AIDS-Patienten ausschließlich palliativ behandelt werden sollen. Eine solche Pauschalisierung ist aber ethisch absolut nicht vertretbar. Wie bei allen anderen Patienten ist der Gesundheitszustand bei der Planung einer Behandlung nur ein Faktor. Andere Faktoren sind z. B. Belastbarkeit des Patienten, finanzielle Verhältnisse, Ansprüche des Patienten, Möglichkeiten des Behandlers. Auch in der Gerodontologie stellt sich, besonders bei Rekonstruktionen, oft die Frage nach einer zweckmäßigen Behandlung, und jeder Fall wird individuell gelöst.

Abgesehen von den in Kapitel 5 ausführlich beschriebenen oralen Manifestationen stellt der HIV-Patient im Behandlungsablauf keinen Sonderfall dar. Es kann unterschieden werden zwischen dem Notfallpatienten und dem Sanierungspatienten. Der Notfallpatient sucht wegen eines akuten Problems zahnärztliche Hilfe. Durch Extraktion, Trepanation, Inzision usw. lassen sich diese Probleme meistens in einer oder wenigen Sitzungen zur Zufriedenheit des Patienten lösen. Vielfach wünschen diese Patienten aber, sofern nicht bei einem Kollegen in Behandlung, weiterhin unsere Hilfe. So wird aus dem Notfallpatienten ein Sanierungspatient.

Für den Sanierungspatienten hat sich eine Unterteilung der Behandlung in verschiedene Behandlungsphasen bewährt:

1. systemische Phase,
2. Hygienephase,
3. korrektive Phase,
4. Erhaltungsphase.

Anhand der vier Phasen kann am besten gezeigt werden, worauf beim HIV-seropositiven Patienten besonders geachtet werden soll. Die Aufteilung in verschiedene Behandlungsphasen erleichtert auch die Behandlungsplanung, den Kostenvoranschlag und die Übersicht während des Behandlungsablaufs.

Systemische Phase

Das Ziel dieser ersten Behandlungsphase ist der Schutz des Patienten wie auch der Schutz des Behandlungsteams (S. 56). Ist durch die allgemeinmedizinische Anamnese ein HIV-Träger als solcher identifiziert, so drängt sich eine Rücksprache mit dem behandelnden Arzt auf. Dieser kann genauere Angaben über die Situation des Patienten und seine Vorgeschichte machen, die für den Zahnarzt nützlich sein können. So kann z. B. die psychische und physische Belastbarkeit des Patienten eine geplante Therapie beeinflussen. Verabreichung von Antibiotika, systemischen Fungiziden, Entzündungshemmern usw. sollten vom Zahnarzt nur in enger Zusammenarbeit mit dem behandelnden Arzt oder Hausarzt in Betracht gezogen werden. Ebenso sollte der Arzt über etwaige orale Manifestationen, die der Zahnarzt entdeckt, sofort orientiert werden.

Hygienephase

Das Schaffen möglichst optimaler hygienischer Verhältnisse ist bei allen Patienten angezeigt. Bei immungeschwächten Patienten mit erhöhtem Risiko für Infektionen in der Mundhöhle hat die Schaffung sauberer Mundverhältnisse einen besonders hohen Stellenwert.

Zuerst sollen bakterielle Zahnbeläge und Plaqueretentionsstellen entfernt werden. Die Entfernung von Plaque und Zahnstein geschieht am besten mit Handinstrumenten. Es ist empfehlenswert, sich auf möglichst wenige Kürettentypen zu beschränken. Mit drei bis vier Typen sind alle Stellen zu erreichen. Es läßt sich sogar mit einer einzigen Universalkürette an den meisten Stellen gut depurieren. Bei engen Interdentalräumen leisten auch Scaler gute Dienste. Das Einsetzen von Ultraschallgeräten bringt keine Vorteile, sondern nur eine unnötige Aerosolbelastung.

Sind massive Plaque- und Zahnsteinablagerungen vorhanden, so sollte zuerst in einer Sitzung eine Grobreinigung durchgeführt werden. Danach kann, evtl. in mehreren Sitzungen (z. B. quadrantenweise), feindepuriert werden. Die Wurzeloberflächen sollen sauber, hart und glatt sein; dies ist das einzige klinische Merkmal für die ausreichende Entfernung des Zahnsteins. Nach der Zahnsteinentfernung sollen die Kronen- und Wurzeloberflächen mit Polierpaste und Gumminapf poliert und anschließend fluoridiert werden. Plaqueretentionsstellen wie Füllungsüberschüsse oder offene kariöse Läsionen müssen eliminiert werden. Dies kann durch Legen von provisorischen oder definitiven Füllungen geschehen. Rein interdental gelegene Füllungsüberschüsse und abstehende Kronenränder bei sonst intakter Rekonstruktion können auch mit dem EVA-Winkelstück entfernt werden.

Der Patient soll angewiesen werden, die Plaque regelmäßig und möglichst vollständig durch effiziente Mundhygienetechnik zu entfernen. Bevorzugte Technik ist die intrasulkuläre Methode nach Bass. Die Bürste wird im Winkel von 45° an den Zahn, die Borstenenden werden Richtung Sulkus angestellt. Die Borstenenden sollen in Zahnkontakt stehen, die letzte Borstenreihe soll in den Gingivalsulkus zu liegen kommen. Die Borsten dürfen dabei nicht durchgebogen werden. Bei richtiger Anwendung erscheint die Gingiva leicht anämisch. Es werden vibratorische bis leicht kreisende Bewegungen durchgeführt. Wichtig ist wie bei jeder anderen Technik das systematische, segmentweise Vorgehen. Einmal pro Tag müssen auch die Interdentalräume von der Plaque befreit werden. Je nach Anatomie der Interdentalräume ist der Gebrauch von Zahnseide, Zahnhölzern oder Interdentalraumbürstchen angezeigt.

Nicht erhaltungswürdige Zähne sind häufig nur Plaqueretentionsstellen und werden deshalb während der Hygienephase extrahiert. Vor allzu extensiven Extraktionen muß aber bei HIV-seropositiven und AIDS-Patienten gewarnt werden. Oft wird durch die Extraktion eines Schlüsselzahns die Kaufähigkeit des Patienten so vermindert, daß rekonstruiert werden muß. Bei der Behandlungsplanung muß entschieden werden, welche Zähne strategisch wichtig und welche weniger wichtig sind. Extraktionen sollen nur im Rahmen des Behandlungsplans erfolgen oder wenn sich unerwartete Schwierigkeiten ergeben (periapikale oder parodontale Abszesse, nicht einwandfrei durchführbare oder revidierbare Wurzelfüllungen). Eine HIV-Infektion ist keine absolute Kontraindikation für endodontische Behandlungen. Devitale Zähne werden während der Hygienephase trepaniert, die Wurzelkanäle mit einer antiseptischen Einlage oder direkt mit der definitiven Wurzelfüllung versehen. Erfahrungen haben aber gezeigt, daß periapikale Läsionen bei HIV-Patienten gehäuft vorkommen. Wissenschaftlich erhärtete Daten darüber fehlen bis heute. Als Empfehlung kann Tab. 12.**1** gelten.

Hat der Patient Zeichen von HIV-assoziierten parodontalen Problemen (S. 37f) oder ist die mechanische Plaqueentfernung nicht effizient genug, so können unterstützend Chlorhexidinspülungen eingesetzt werden. Nach durchgemachter HIV-Parodontitis sind die ursprünglichen, anatomischen Verhältnisse infolge Zerstörung der parodontalen Gewebe und Kraterbildung oft derart verändert, daß eine wirkungsvolle mechanische Plaqueentfernung bis in alle Winkel und Nischen unmöglich ist. Die chemische Beeinflussung der Plaque kann nur für kurze Zeit (Tage), intermittierend kurzzeitig (als Beispiel: letzter Monat vor der Recallsitzung, bei einem Recallintervall von 3–4 Monaten), aber ebenso gefahrlos auch langfristig (Monate bis Jahre) geschehen. Unabhängig von oder in Kombination mit der weiteren Behandlung wird anschließend an die Hygienephase mit der Erhaltungsphase, also den regelmäßigen Kontrollsitzungen begonnen.

Die eventuell in der systemischen Phase begonnene Therapie von Läsionen der oralen Schleimhäute wird solange wie nötig weitergeführt.

Rekonstruktive Phase

Das Ziel dieser Behandlungsphase ist die Wiederherstellung subjektiver und objektiver Kaufunktion und Ästhetik. An Zeit und Aufwand gemessen kann die Rekonstruktion den Hauptteil der Behandlung darstellen. Von einfachen Füllungen einmal abgesehen, ist eine

Tabelle 12.1 Empfehlungen für die Behandlung bei HIV-positiven Patienten

Stadium	Anatomie	Zustand vor Behandlung	Mögliche Therapie
HIV + symptomlos	einwurzlig	vital	Endodontie
	einwurzlig	devital	Endodontie
	mehrwurzlig	vital	Endodontie
	mehrwurzlig	devital	Endodontie (Extraktion)
HIV + Symptome (ARC)	einwurzlig	vital	Endodontie
	einwurzlig	devital	Endodontie Extraktion
	mehrwurzlig	vital	Endodontie (Extraktion)
	mehrwurzlig	devital	Extraktion (Endodontie)
HIV + Diagnose AIDS	einwurzlig	vital	Endodontie Extraktion
	einwurzlig	devital	Extraktion (Endodontie)
	mehrwurzlig	vital	Extraktion (Endodontie)
	mehrwurzlig	devital	Extraktion

erfolgreich durchgeführte Hygienephase Voraussetzung für jegliche Rekonstruktionen.

Als Weiterführung der während der Hygienephase begonnenen Arbeiten werden zuerst alle noch bestehenden parodontalen und endodontischen Probleme angegangen.

Da die HIV-Parodontitiden nicht primär durch Bildung tiefer Taschen charakterisiert sind, erübrigen sich meistens parodontalchirurgische Eingriffe. Nur bei vorbestehender Parodontitis sind nach der Hygienephase noch erhöhte Sondierungswerte zu finden. Diese Stellen werden, wenn immer möglich, besser durch gezieltes Nachinstrumentieren als parodontalchirurgisch behandelt.

Wie oben bereits erwähnt, ist eine HIV-Infektion keine Kontraindikation für endodontische Behandlungen. Im Gegenteil, sämtliche radiologisch sichtbaren periapikalen Prozesse sollten angegangen werden. Die geschwächte Abwehr der Patienten macht ein akutes Aufflammen periapikaler Parodontitis wahrscheinlicher und im klinischen Verlauf schwerwiegender. Das gehäufte Auftreten abszedierender Prozesse mit Ursprung am Periapex bei AIDS-Patienten wurde bereits beschrieben. Behandlungstechnisch muß nicht vom Bewährten abgewichen werden. Das Ausheilen einer periapikalen Läsion kann länger dauern. Falls möglich, soll die Heilung jedoch vor dem definitiven Abfüllen der Wurzeln abgewartet, d. h. die antiseptische Einlage eventuell mehrmals ausgewechselt werden. Es ist zu beachten, daß Wurzelkanalinstrumente mit Blut kontaminiert sein können. Alle Wurzelkanalinstrumente sind daher als kontaminiert zu betrachten. Um Keimverschleppungen und das Infektionsrisiko auszuschließen, ist eine direkte Wiederaufbereitung am Arbeitsplatz wünschenswert. Mit der Verwendung eines Kugelsterilisators kann dies vom Behandler selber ohne Instrumentenübergabe bewerkstelligt werden. In den Kugelsterilisator eingebrachte Instrumente sind innerhalb 5 Sekunden dekontaminiert und innerhalb 10 Sekunden sterilisiert und können von der Dentalassistentin somit auch gefahrlos entsorgt werden. Die Desinfektion/Sterilisation im Kugelsterilisator gilt aber nur als sicher, wenn die zu sterilisierenden Instrumente nicht grob verschmutzt sind. Wenn nötig, Instrumente vorher mit einem Alkoholtupfer grob reinigen.

Ein Großteil der Arbeit wird Füllungstherapie sein. Bei HIV-Patienten müssen selten mehrere Zähne oder Zahngruppen ersetzt werden (Alter der Patienten). Ist dies doch der Fall, werden dem Patienten die in Frage kommenden Lösungen präsentiert, und er entscheidet nach seinen Ansprüchen und Möglichkeiten.

Auch hier kann gelten: Je fortgeschrittener die HIV-Erkrankung, desto einfacher die Rekonstruktionen. Während ein HIV-positiver symptomloser Patient gleich behandelt wird wie ein negativer, sollte man sich bei einem Patienten mit einer AIDS-Diagnose auf einfache prothetische Lösungen beschränken.

Erhaltungsphase

Die Erhaltungsphase ist bei allen immungeschwächten Patienten ausgesprochen wichtig. Regelmäßige Sitzungen beim Zahnarzt, bei der Dentalhygienikerin oder einer prophylaktisch geschulten Dentalassistentin sichern ein frühzeitiges Erkennen von pathologischen Veränderungen und vermindern das Risiko von HIV-assoziierten Parodontitiden. Auch können so die Hygienemaßnahmen des Patienten überwacht und nötigenfalls reinstruiert werden. Ebenso wirken die sogenannten Recallsitzungen motivierend auf den Patienten. Im folgenden als Beispiel, wie eine solche in der Regel einstündige Sitzung gestaltet werden kann:

- *15 Minuten:* Erfassen von Veränderungen im allgemeinen Gesundheitszustand, eventuell anhand des Gesundheitsfragebogens. Kontrolle durch den Zahnarzt, Inspektion der Mundhöhle auf pathologische Veränderungen sowie Entscheidung über das weitere Vorgehen. In seltenen Fällen muß aufgrund diagnostizierter pathologischer Veränderungen eine gewichtige Entscheidung zu diesem Zeitpunkt gefällt werden.
  Kontrolle der Mundhygiene und des Gingivazustands (evtl. mit geeigneten Indizes), wenn nötig Nachinstruktion.
- *30 Minuten:* Entfernen aller sichtbaren harten und weichen supra- und subgingivalen Beläge. Nachinstrumentieren aller Stellen, die bluten nach Sondieren. Politur mit Gumminapf und Polierpaste.
- *15 Minuten:* Applikation von Fluoriden. Festlegen der nächsten Termine, Patientenwechsel inklusive Hygienemaßnahmen.

Werden im Recall pathologische Veränderungen festgestellt, so geht man je nach Schweregrad nach den gleichen Gesichtspunkten wei bei einer Erstbeurteilung vor. Bei ungenügender Mundhygiene des Patienten ist an eine unterstützende chemische Plaquehemmung zu denken (S. 37).

Bei der Inspektion der Gingiva muß auf Veränderungen der Morphologie geachtet werden. Neu entstandene Krater sind durch den Patienten oft schwierig zu reinigen, und neue Hygienemaßnahmen (z. B. Irrigation mit Antiseptika) müssen hinzugefügt werden. Bei einem HIV-seropositiven Patienten ohne zahnärztliche Probleme, aber HIV-assoziierten intraoralen Symptomen sollte eine solche Recallsitzung in der Regel alle 3–6 Monate durchgeführt werden. Parodontitispatienten werden entsprechend dem Schweregrad häufiger einbestellt.

Checkliste Behandlung des HIV-seropositiven Patienten

Anamnese

Allgemeinmedizinische
- Gesundheitsfragebogen (zu Hause)
- Rücksprache mit Internisten/Hausarzt
- während der Behandlung regelmäßig Änderungen erfassen
- dentale

Befundaufnahme

Im Prinzip gleich wie bei allen Patienten
- speziell gründliche Inspektion der Schleimhäute

Diagnostik

Im Prinzip gleich wie bei allen Patienten
- HIV-assoziierte Läsionen
- evtl. weitere Abklärung bzw. Überweisung

Behandlungsplanung
- Alle relevanten Faktoren berücksichtigen
- Allgemeiner Gesundheitszustand ist lediglich ein Faktor

Hygienephase

Ziel: Schaffen optimaler hygienischer Verhältnisse
- Instruktion in mechanischer Plaqueentfernung
- evtl. chemische Beeinflussung der Plaque
- Depuration grob/fein
- Extraktion nicht erhaltungswürdiger Zähne (gemäß Behandlungsplan)
- Versorgen offener kariöser Läsionen
- Entfernen von Überschüssen und abstehenden Kronenrändern
- erste Kanalaufbereitung und medikamentöse Einlage in devitale Zähne
- Behandlung von Schleimhautläsionen
- Erhaltungsphase gleich anschließen

Korrektive Phase

Ziel: Wiederherstellen der subjektiven Bedürfnisse an Kaukomfort und Ästhetik
- weitere konservierende Arbeiten
- endodontische Behandlungen abschließen
- gezieltes Nachscalen – Parodontalchirurgie in der Regel nicht nötig
- wo nötig Ersetzen fehlender Zähne

Erhaltungsphase

Ziel: Erhalten der oralen Gesundheit
- alle 3–6 Monate eine Sitzung
- kurze Anamnese
- gründliche Befundaufnahme/Diagnostik (Zahnarzt)
- bei neuauftretenden pathologischen Veränderungen Überweisung und/oder Therapie
- Kontrolle der Mundhygiene
- Beurteilung der parodontalen Gewebe
- Entfernen aller harten und weichen Beläge
- Applikation von Fluoriden

Schutzmaßnahmen

Ziel: Schutz des Behandlungsteams, der Patienten, der Zahntechniker und des weiteren Personals vor Infektionskrankheiten
- Händedesinfektion
- Schutzhandschuhe
- Schutzmaske
- Schutzbrille
- Vorsicht im Umgang mit scharfen Instrumenten
- punktionssichere Behälter
- Hygienekette
- Flächendesinfektion
- Instrumentendesinfektion
- Desinfektion von Abdrücken/Artikulatoren usw. vor Weitergabe ins zahntechnische Labor
- sichere Entsorgung

Literatur

Barré-Sinoussi, F., J. C. Chermann, F. Rey et al.: Frequent detection and isolation of T-lymphotropic retrovirus from a patient at risk for acquired immune deficiency syndrome (AIDS). Science 220 (1983) 868–870

Centers for Disease Control: Classification system for human T-lymphotropic virus type III/lymphadenopathy-associated virus infections. Morbid. Mort. wkly Rep. 35 (1986) 334–339

Centers for Disease Control: Revision of the CDC surveillance case definition for acquired immunodeficiency syndrome. Morbid. Mort. wkly Rep., Suppl. 36 (1987) 3–16

Chandrasekar, P. H., J. A. Molinari: Oral candidiasis: forerunner of acquired immunodeficiency syndrome (AIDS)? Oral Surg. 60 (1985) 532–534

Clavel, F., D. Guetard, F. Brun-Vezinet et al.: Isolation of a new human retrovirus from West African patients with AIDS. Science 233 (1986) 343–346

Gallo, R. C., S. Z. Salahuddien, M. Popovic et al.: Frequent detection and isolation of cytopathic retrovirus (HTLV III) from patients at risk vor AIDS. Science 224 (1984) 500–503

Gottlieb, M. S., R. Schroff, H. M. Schanker et al.: Pneumocystis carinii pneumonia and mucosal candidiasis in previously healthy homosexual men: evidence of a new acquired cellular immunodeficiency. New Engl. J. Med. 305 (1981)1425–1431

Greenspan, D., J. S. Greenspan, M. Conant, V. Petersen, S. Silverman jr., Y. de Souza: Oral "hairy" leukoplakia in male homosexuals: evidence of association with both papillomavirus and a herpes group virus. Lancet 1984/II, 231–234

Greenspan, D., J. S. Greenspan, J. J. Pindborg, M. Schiødt: AIDS and the Dental Team. Munksgaard, Copenhagen 1986

Greenspan, D., J. S. Greenspan, N. Hearst et al.: Relation of oral hairy leukoplakia to infection with the human immunodeficiency virus and the risk of developing AIDS. J. infect. Dis. 87 (1987) 155–475

Habermehl, K. O., H. G. Maxeiner, F. Deinhardt, M. Koch: AIDS-Laborberichtspflicht. Dtsch. Ärztebl. 85 (1988) 1367–1372

Klatzmann, D., F. Barré-Sinoussi, T. Nugeyre et al.: Selective tropism of lymphadenopathy-associated virus (LAV) for helper-inducer T lymphocytes. Science 225 (1984) 59–63

Klein, R. S., C. A. Harris, C. B. Small et al.: Oral candidiasis in high-risk patients as the initial manifestation of the acquired immunodeficiency syndrome. New Engl. J. Med. 311 (1984) 354–358

Lozada-Nur, F., S. Silverman jr., M. Conant: New outbreak of oral tumors, malignancies and infections diseases striking young male homosexuals. Canad. dent. Ass. 10 (1982) 39–42

Lozada-Nur, F., S. Silverman jr., C. A. Migliorati et al.: Oral manifestations of tumors and opportunistic infections in the acquired immunodeficiency syndrome (AIDS): findings in 53 homosexual men with Kaposis's sarcoma. Oral Surg. 56 (1983) 491–494

Lozada-Nur, F., S. Silverman jr., C. A. Migliorati et al.: The diagnosis of AIDS and AIDS-related complex in the dental office: findings in 171 homosexual males. Canad. dent. Ass. 12 (1984) 21–25

Masur, H., M. A. Michelis, J. B. Greene et al.: An outbreak of community acquired pneumocystis carinii pneumonia. Initial manifestations of cellular immune dysfunction. New Engl. J. Med. 305 (1981) 1431–1438

Melbye, M., R. Grossman, J. J. Goedert et al.: Risk of AIDS after herpes zoster. Lancet 1987/I, 728–731

Murray, H. W., J. K. Hillman, B. Y. Rubin et al.: Patients at risk for AIDS-related opportunistic infections. New Engl. J. Med. 313 (1985) 1504–1510

Richman, D. D., M. A. Fischl, M. H. Grieco et al.: The toxicity of azidothymidine (AZT) in the treatment of patients with AIDS and AIDS-related complex. New Engl. J. Med. 317 (1987) 192–197

Rindum, J. L., M. Sommer, J. J. Pindborg et al.: Acquired immunodeficiency syndrome (AIDS) – litteraturoversigt og rapport on 13 patienter. Tandlaegebladet 89 (1985) 131–140

Robertson, P. B., J. S. Greenspan: Oral Manifestations of AIDS. PSG Publishing, Littleton MA 1988

Romanowski, B., J. Weber: Oral candidiasis and the acquired immunodeficiency syndrome. Ann. intern. Med. 101 (1984) 400–401

Schiødt, M., D. Greenspan, T. E. Daniels et al.: Clinical and histologic spectrum of oral hairy leukoplakia. Oral Surg. 64 (1987) 716–720

Scully, C., S. Prime, N. Maitland: Papillomaviruses: their possible role in oral diseases. Oral Surg. 60 (1985) 166

Silverman, S., jr., C. A. Migliorati, F. Lazada-Nur et al.: Oral findings in people with or at high risk for AIDS: a study of 375 homosexual males. J. Amer. dent. Ass. 112 (1986) 187–192

Tavitian, A., J.-P. Raufman, L. E. Rosenthal: Oral candidiasis as a marker for esophageal candidiasis in the acquired immunodeficiency syndrome. Ann. intern. Med. 104 (1986) 54–55

Zeichhardt, H., N. Scheiermann, G. Spicher, F. Deinhardt: Stabilität und Inaktivierung des Human Immunodeficiency Virus (HIV). Dtsch. Ärztebl. 84 (1987) 1217–1226

Ziegler, J. L., J. A. Beckstead, P. A. Volberding et al.: Non-Hodgkin's lymphoma in 90 homosexual men. New Engl. J. Med. 311 (1984) 565–570

Sachverzeichnis